TRAITÉ
DU
VERTIGE,
AVEC

LA DESCRIPTION D'UNE Catalepsie Hystérique & une Lettre à Monsieur Astruc, dans laquelle on répond à la Critique qu'il a faite d'une Dissertation de l'Auteur sur les Maladies Vénériennes.

Par Monsieur DE LA METTRIE, Docteur en Medecine.

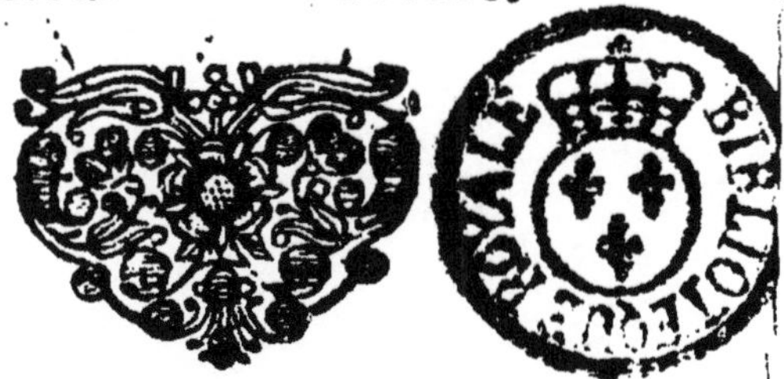

A RENNES,
Chez la Veuve de P. A. GARNIER,
Imprimeur-Libraire, Place du
Palais, à la Bible d'Or.

____

M DCC XXXVII.

A

MONSIEUR

HERMAN

BOERHAAVE.

*M*ONSIEUR,

Après que Monsieur Hunauld
m'eut appris la structure du corps
de l'Homme, je passai en Hollan-
de, uniquement pour voir & pour
entendre celui qu'on regardoit à Pa-

ris comme l'oracle de la Medecine Moderne. Vous fiftes un accuëil gracieux au Difciple de votre Illuftre Ami, vous vous êtes toûjours fait un plaifir de réfoudre mes difficultés de bouche ou par écrit ; en un mot, MONSIEUR, fi j'ai fait quelques progrès dans ce grand Art dont vous êtes le réformateur, c'eft principalement à vous que je les dois ; puifque c'eft dans vos fçavantes Leçons & dans vos divins Ouvrages que j'ai puisé cette Théorie qui a répandu fur la Medecine une clarté que deux mille ans d'études & d'expériences n'avoient pû lui procurer ; Théorie lumineufe, qui feule fuffiroit au moins experimenté & le feroit marcher à pas sûrs dans la pratique, tandis que fans elle le Praticien le plus confommé

est presque toûjours reduit au taton-
nement & à la divination. Per-
mettez donc, MONSIEUR,
que ce petit Ouvrage joüisse du
droit qu'il a de paroître sous vos
auspices, & recevez ce témoigna-
ge public de ma sincere reconnoissan-
ce & de ma profonde veneration.
J'ai l'honneur d'être,

MONSIEUR,

Votre très-humble &
très-obéïssant Serviteur,
DE LA METTRIE.
A iij

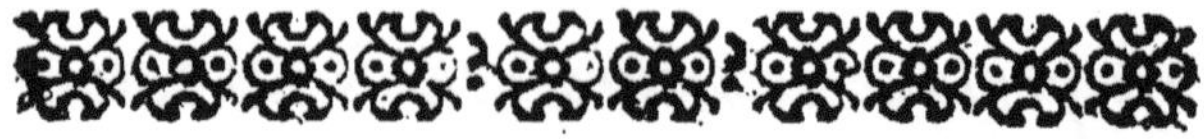

AVERTISSEMENT.

CE Traité du Vertige n'est point une
traduction de la Dissertation Latine en
forme de Lettre sur le même sujet que je fis
imprimer l'an passé. C'est un Ouvrage beaucoup plus étendu & plus à la portée non
seulement des jeunes Etudians en Medecine,
mais des gens du monde qui ont quelque
teinture de Physique. J'y ai joint, 1°. la
Description d'une Catalepsie Hysterique,
Maladie extraordinaire sur laquelle il seroit
à souhaiter que quelque habile Medecin vou-
lût bien nous communiquer ses lumières; 2°.
une Lettre à Monsieur Astruc, dans laquelle, sans m'écarter du respect qui est dû
à cet illustre Auteur, je réponds à la Critique qu'il a faite de ma Dissertation sur
les Maladies Veneriennes. On me pardon-
nera si je place ici un Ouvrage qui a si
peu de rapport avec les deux autres; je n'ai
pû trouver autrement le moyen de me justi-
fier aux yeux du Public.

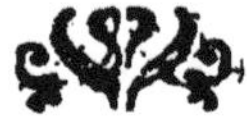

TRAITÉ

DU

VERTIGE.

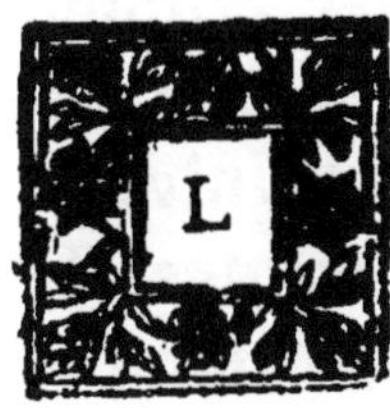

L E Vertige eſt accompagné d'un ſi grand nombre de phénomenes & de phénomenes ſi differens, qu'il ſeroit impoſſible de les renfermer tous dans une ſimple définition. Ainſi pour donner une idée plus claire de ce mal, il eſt à propos de commencer par en décrire les ſymptomes, & par en faire une hiſtoire exacte & generale.

A iv

CHAPITRE I.

Description des Symptomes du Vertige.

LES corps externes qui sont naturellement en repos paroissent se mouvoir en rond, tomber de haut en bas, ou monter de bas en haut.

On croit tomber du Ciel sur la Terre ou dans la mer, s'élever de-là jusqu'aux nuës, tourner comme un tourbillon dans l'air, & être ensuite précipité avec tout l'Univers, dans les plus profonds abîmes. Je passe ici sous silence une infinité d'autres imaginations fausses dont le détail seroit inutile.

Les uns voyent deux objets au lieu d'un, les autres des couleurs plus ou moins vives. Voilà les principales illusions de la vûë dans le Vertige; voici celles de l'oüie.

On croit entendre tantôt des sif-

ſlemens horribles, tels que ceux des
ſerpens, tantôt le bruit des flots de
la mer, du vent qui enfle les voiles,
de la pluye ou de la grêle qui tombe, le murmure d'un ruiſſeau, le
ſon d'une flûte, l'harmonie d'un concert, & mille autres faux bruits.

Outre le dérangement de la vûë
& de l'oüie, les fonctions (a) des
autres ſens ne ſont pas moins inter-
rompuës; l'odorat eſt émouſſé dans
les uns, le goût ou le tact alteré
dans les autres.

Les muſcles ſe relâchent, les ge-
noux & tous les membres tremblent
à la fois; la frayeur eſt alors ſi grande, qu'elle ſaiſit le Guerrier le plus
intrepide & le Philoſophe le plus
inébranlable; le cœur ſe reſſerre, les
forces ſe diſſipent de plus en plus,
on eſt abatu, conſterné & détruit
en ſi peu de tems, qu'un grand Chi-
miſte (b) s'eſt imaginé qu'il y avoit

(a) Proſp. Alpin. de
Med. Meth. p. 587.

(b) Joan. Bapt. Hel-
mont. de Lithiaſi.

un venin singulier dans le Vertige.

En même tems qu'on tombe, on
a des maux de cœur, on vomit, on
se traîne à terre, on se méconnoît
soi-même & ses plus proches.

On voit les paupieres s'élever à
certains cris & se baisser aussi-tôt.
Ce mouvement est à peine sensible
qu'il s'évanoüit. On est aussi quelquefois agité par des convulsions,
& des transports violens, on respire,
avec une difficulté extrême, on suë,
on dort la bouche remplie d'écume,
& on se reveille ensuite comme un
homme sain qui auroit eu le sommeil le plus tranquille. Ces derniers
symptomes appartiennent proprement à l'Epilepsie & à l'Apoplexie;
mais comme le Vertige degenere
très-souvent en ces maladies, j'ai
cru qu'il me seroit permis de les ran-
ger, à l'exemple d'Aretée (a), au
nombre de ceux qui caracterisent
plus spécialement ce mal singulier.

(a) Aretæus Capp. pag. 28.

Voilà en peu de mots l'histoire generale des principaux symptomes du Vertige, & ses métamorphoses les plus familieres. Elle est fondée sur ma propre observation & sur la lecture des Auteurs anciens, & principalement de l'élegant Aretée qui a le mieux décrit les phénomenes qui manifestent ce genre de mal. Essayons à présent d'en rendre raison suivant la Theorie Etiologique du subtil Bellini. Cet Auteur est le seul qui nous ait donné une idée claire de la maniere dont le Vertige se fait.

CHAPITRE II.

Explication des Symptomes du Vertige.

AVANT que d'expliquer les symptomes du Vertige, il est nécessaire de poser quelques principes d'Optique, pour répandre plus de clarté fur tout cet Ouvrage.

Il n'y a que les rayons qui paffent par la pupille qui fervent à la vifion; mais comme ils fe croifent ou fe rompent dans ce paffage étroit, ceux qui viennent d'én haut & du côté gauche, vont fe réünir en bas & au côté droit; ceux qui viennent d'en bas & du côté droit vont de même s'ünir en haut & au côté gauche. Ainfi la partie fupérieure d'un objet doit fe peindre dans le bas, l'inférieure dans le haut, le côté gauche au côté droit, & le droit au gauche de la rétine. Par confequent les objets font renverfés au fond de l'œil, comme la celebre expérience de Defcartes le prouve fenfiblement. Cependant les objets ne nous paroiffent point renverfés, quoique leur image le foit effectivement au fond de l'œil. Nous rapportons les parties des objets felon la même ligne par laquelle nous

avons reçû leurs rayons. C'eſt pourquoi nous attribuons au haut l'impreſſion faite au bas , au côté droit
celle qui ſe fait au côté gauche *&*
vice verſâ. C'eſt ainſi qu'un Aveu-
gle qui tient à ſa main droite un
bâton, tatonne les objets qui ſont à
gauche , & les rapporte de ce cô-
té-là par l'impreſſion qu'ils font
dans la main droite par le moyen
du bâton.

Si la peinture ou l'image de l'objet s'avance du côté droit , l'objet
doit donc paroître ſe mouvoir à
gauche ; ſi elle paſſe à gauche , il
paſſe à droite ; ſi elle monte , il deſcend, ou s'éleve, ſi elle ſe baiſſe ; en
un mot l'objet ſemble joüer avec
ſon image & l'image avec ſon objet. Or , comme tous ces changemens ne ſont ſenſibles au dehors,
qu'autant qu'ils le ſont au dedans
de l'œil , on ne doit apercevoir le
mouvement des corps , qu'autant
qu'ils ſe peignent ſur la rétine dans

un foyer different de celui dans lequel ils étoient répréfentés un moment avant que d'être mûs. Ainfi tant qu'ils continuent de fe mouvoir, leur image fe promene fur la rétine, & change fans ceffe de place. Par confequent l'objet ne doit paroître tranquille, que lorfque fon image l'eft elle-même abfolument : car fi elle fe dérange ou change de lieu, par exemple, en ligne droite, on dira avec raifon que l'objet fuit cette même détermination ; fi elle s'en écarte, il s'en écarte auffi, il l'imite & fuit toûjours les lignes qu'il trace fur la rétine.

Puifqu'on juge toûjours du mouvement des corps par celui de leur image, pour qu'un corps paroiffe fe mouvoir, il n'eft pas neceffaire qu'il fe meuve réellement, il fuffit que fon image feule foit mûë pendant qu'il eft en repos ; d'où il fuit que le mouvement apparent d'un objet tranquille dépend du feul mouvement de fon

image. Or l'œil n'a qu'à se mouvoir,
de façon qu'il soit détourné de sa position naturelle, il est évident que la
peinture de l'objet en repos sera dérangée par ce seul mouvement. Un
corps tranquille doit donc paroître
se mouvoir, toutes les fois que l'œil
est dérangé. Ainsi si l'œil se meut de
droite à gauche, les rayons qui se
plioient du côté gauche revenant
plus à droite doivent peindre l'objet
de ce dernier côté.

Ce dérangement de l'œil donne
non seulement la raison du mouvement apparent des corps tranquilles,
mais de leur multiplication. Quand
on presse un des yeux avec le doigt,
pour peu qu'il s'écarte de sa position
dans l'Orbite, on voit deux objets au
lieu d'un ; l'un des deux suit l'état de
l'œil qu'on presse, & paroît plus ou
moins élevé, selon que cet œil l'est
lui-même plus ou moins. Mais lorsqu'on cesse de le comprimer, les
fausses apparences se dissipent à me-

fure qu'on lui rend fa premiere fituation ; on voit l'objet chimerique fe
perdre ou fe confondre dans le veritable, que l'autre œil qui eft tranquille diftingue toûjours fort bien.
C'eft un petit jeu d'Optique, auquel
tout le monde peut prendre plaifir,
ou en laiffant ouvert l'œil qui n'eft
point dérangé, tandis qu'en même
tems on preffe l'autre avec le doigt,
comme je l'ai dit, ou en fermant l'œil
qui n'eft point dérangé : ce qui prouve que quand l'axe de la vûë regarde
deux points differens, on voit double, c'eft-à-dire, on voit le même
objet en deux endroits. Au contraire quand cet axe eft dans fon état
naturel, on ne voit qu'un objet, quoiqu'on ait deux yeux, foit que ces
deux images aillent fe peindre dans
l'endroit où les nerfs optiques s'u-
niffent avant que de paffer par les
trous ronds, foit qu'on rapporte à la
même place les deux images peintes
fur la rétine.

J'ai

J'ai fait voir ci-devant qu'un corps en repos doit paroître se mouvoir, pour peu que l'œil soit écarté de sa position, parce que ce dérangement entraîne necessairement celui de la rétine, & que conséquemment l'image change de place sur cette tunique medullaire. Je suis donc en droit de conclure que toutes les fois que la rétine sera dérangée par quelque cause que ce soit, on sera pris d'un Vertige, puisque tout le monde s'accorde à dire que ce genre de mal consiste proprement en ce que les corps qui sont naturellement tranquilles paroissent mûs ou agités. Ne perdons pas de vûë ce principe, il n'en est point de plus lumineux ni de plus fertile en conséquences.

Tous les Anatomistes conviennent que la rétine n'est autre chose que l'expansion de la moëlle du nerf optique. Ainsi toutes les fois que ce nerf sera dérangé, la rétine le sera aussi necessairement, & par conféquent on aura le Vertige.

Pour comprendre plus clairement cette verité, confiderons avec Bellini (a) les fibres optiques comme plufieurs lignes à égale diftance les unes des autres qui fe terminent toutes à la convexité de la rétine. Cela pofé, lorfqu'un rayon vifuel vient fraper une de ces lignes, il forme avec elle un certain angle que le dérangement de cette ligne détruit ou change fur le champ. Je fuppofe qu'un autre rayon vifuel forme avec cette même ligne, avant qu'elle fe foit écartée des autres lignes, un angle égal à celui que fon dérangement a produit, il eft évident que ce fecond rayon ne tombe pas fur le premier, & par conféquent part d'un autre point de l'objet. Il eft indifferent, felon ce que nous avons dit, ci-devant, que l'objet foit mû, tandis que le nerf optique eft en repos, ou que ce nerf foit en mouvement, pendant

(a) Bellini., pag. 176. 177.

que l'objet est tranquille. Donc comme le second rayon qui frape la ligne ou la fibre qui est supofée à égale distance des autres fibres, repréfente necessairement l'objet mû à caufe du seul changement d'angle, le premier rayon doit aussi faire voir l'objet en mouvement, parce que la fibre dérangée ou qui n'est plus également éloignée des autres fibres change necessairement l'angle que ce même premier rayon avoit d'abord formé avec elle.

On doit inferer de ce raifonnement que les fibres optiques venant à fe déranger, les angles que les rayons de lumiere avoient formés avec elles fe changent necessairement, & comme l'image de l'objet est aussi dérangée par-là, il fuit que le Vertige, ou ce qui revient au même, le mouvement apparent d'un corps tranquille dépend du plus petit dérangement des fibres de la rétine ou du nerf optique.

Mais d'où viennent ces divers changemens d'angles? de la diverfité des vibrations de ces mêmes fibres, qui vient de la diftribution inégale du fuc nerveux, laquelle inégalité du cours des efprits peut venir d'une infinité de caufes differentes.

Pour avoir une idée claire de ces vibrations, il faut faire attention à une chofe que tout le monde fçait, qui eft que fi on éloigne de l'œil un corps qu'on vient de voir, de forte qu'il ne puiffe plus fe peindre fur la rétine, on le voit, les yeux ouverts ou fermés, comme s'il étoit encore préfent. La raifon de cela, c'eft que les rayons de lumiere venant à tomber fur la rétine, y excitent des ondulations qui fe propagent le long des nerfs optiques jufques dans le *Senforium commune.* On doit donc continuer de voir un objet abfent jufqu'à ce que la rétine ne trémouffe plus, ou que les vibrations de fes fibres ne ceffent ; mais lorfque l'objet

ayant difparu depuis un certain tems,
cette tunique joüit d'un repos abfolu
& parfait, il faut en quelque forte re-
veiller fon image pour le voir ; c'eft
ce que fait l'imagination en faifant
couler une certaine quantité d'efprits
dans les fibres optiques, & en créant
fucceffivement par ce moyen les
mêmes ondes que l'objet avoit fait
naître par fa préfence : ainfi pour
qu'un corps tranquille paroiffe fe
mouvoir, il n'y a qu'à fe repréfen-
ter les mêmes mouvemens ou à
peu près femblables à ceux qu'on a
vû ; & il n'importe que ce corps foit
préfent ou abfent, que les yeux foïent
fermés ou ouverts ; c'eft par les effets
de l'imagination que ce corps doit
paroître agité d'une façon auffi évi-
dente que s'il l'étoit réellement ou
à parte rei, comme parlent les Phi-
lofophes de l'Ecole. Voilà les differentes caufes immediates du Vertige.

1°. Il eft aifé de concevoir à préfent pourquoi les corps qui font na-

turellement en repos paroiſſent ſe
mouvoir en rond dans le Vertige:
c'eſt que leur image eſt mûë circulairement ſur la rétine. Si elle monte
de bas en haut, l'objet paroîtra tomber de haut en bas, ſi au contraire
elle deſcend, il paroîtra s'élever, &c.
comme je l'ai expliqué ci-devant.

2°. L'imagination ne ſe borne pas
à repréſenter des corps qui ſont tranquilles, agités en mille ſens differens,
elle peut auſſi nous repréſenter nous-
mêmes à nous-mêmes montans au
Ciel, tournans comme un tourbillon
dans l'Atmoſphere au moindre vent,
précipités dans de profonds abîmes
comme il arrive dans les rêves. La
cauſe immediate des ſonges terribles
auſquels on eſt ſujet dans le Vertige,
eſt donc l'imagination ; & l'on peut
dire en general que ce mal n'eſt
qu'une imagination fauſſe, reconnuë
pour telle par le (*) jugement. En

(a) Sennert. Inſt. Med. Lib. 2. Part. 3. Sect. 1. Cap.
3. pag. 316.

effet, la reflexion ne tarde pas à diffiper, je ne dis pas ces illufions, mais
les vaines frayeurs qu'elles ont pû
produire. Ce qui diftingue le Vertige du délire & des autres maladies
du cerveau, dans lefquelles la raifon même eft livrée aux erreurs de
l'imagination, parce qu'alors les mêmes idées que la préfence de tel objet avoit fait naître fe reveillent avec
force, & vivacité, par le moyen des
efprits qui fe frayent les mêmes traces, & produifent par-là, la même
difpofition méchanique dans le cerveau, de forte que l'ame voit clairement l'image de ce même objet,
& quoiqu'il foit abfent, on eft fi fortement convaincu qu'il eft préfent,
que rien n'en peut diffuader. D'où il
fuit que Duret (a) établit avec raifon
le fiége du Vertige dans la partie
fantaftique du cerveau, c'eft-à-dire,
celle qui imagine ce qu'on ne voit
point, ou qui repréfente à l'efprit l'i-

(a.) Duret, in Coac. Hippoc. pag. 215.

mage des corps abfens. En effet, il eft certain qu'elle eft toûjours affectée, du moins en dernier lieu , & qu'il n'y auroit point de Vertige, fi elle ne l'étoit pas.

3°. Pourquoi voit-on deux objets au lieu d'un ? Parce que l'axe de la vifion fe tournant vers deux points differens, le même objet fe peint en deux endroits differens de la rétine. Ce qui arrive toutes les fois qu'il n'y a qu'un œil intérieurement comprimé, car alors on doit être fujet à la même illufion que fi on le dérangeoit avec le doigt : or comme les humeurs des deux yeux ne font pas toûjours également rarefiées, les vaif-feaux d'un œil fe gonflent quelquefois plus que ceux de l'autre, & par conféquent la rétine étant inégale-ment agitée, l'axe de la vûë peut fe déranger ; mais fi la fituation des deux yeux eft dérangée, on doit par même raifon voir deux objets mûs au lieu d'un qui eft en repos. Voilà

la

la caufe de la multiplication des objets dans le Vertige, elle eft toûjours proportionelle aux foyers dans lefquels les rayons vifuels vont fe réünir.

On peut rendre raifon de la varieté admirable des couleurs qui paroiffent dans le Vertige, & dont Bellini ne fait aucune mention. En effet, quoique la vûë dépende de l'impreffion des rayons de lumiere fur la rétine, on fçait qu'elle peut fe faire, & fe fait fans eux, toutes lesfois que les fibres de cette tunique reçoivent par quelque caufe que ce foit des ondulations femblables à celles que ces mêmes rayons produiroient. C'eft, à mon avis, le plus ou le moins de promptitude (a) dans ces vibrations, ou dans les fecouffes des efprits, qui fait voir les differentes couleurs, le blanc, le jaune, le rou-

(a) Mem. de l'Acad. R. des Sciences 1699. Reflex. fur la Lum. & les Coul. par le P. Mal- branche. Nevvton. Opt. Tom. 1. Livre 3.

ge, le bleu, & plufieurs autres nuances qui refultent du mêlange des couleurs primitives, & font quelquefois fi bien variées, qu'elles repréfentent l'Arc-en-Ciel, comme Arotée (a) l'a remarqué dans l'Epilepfie, qui ne differe du Vertige que du plus au moins. On peut par-là rendre raifon des lueurs plus ou moins vives, qui paroiffent à force de touffer ou de vomir, lorfqu'on reçoit un coup fur l'œil, ou qu'on le preffe avec le doigt dans l'obfcurité, dans l'affection Hyfterique & Hyppocondriaque, à ceux qui tombent en foibleffe, aux pendus avant que de mourir, felon le fait attefté par le Chancelier Bacon (b) dans fon *Hiftoire de la vie & de la mort*, & enfin aux peftiferés qui un moment avant que d'être pris du Vertige, voyent quelquefois d'auffi belles couleurs dans tous les objets qu'à travers un

(a) Aretæus, Cappad. pag. 1. 28.
(b) F. Baco de Veru- | lam. Hift. Vit. & Mort. Amft. 1750. Vol. 3. pag. 175.

Prifme, comme l'Illuſtre Boyle (*)
nous l'apprend. Ce qui prouve qu'il
n'eſt pas neceſſaire d'avoir le Vertige
pour donner lieu à ces apparitions,
qui ſont toûjours d'autant plus conſiderables, qu'on eſt plus dangereu-
ſement affecté.

Les illuſions de l'oüie ne ſont pas
ſi difficiles à expliquer que celles de
la vûë. Les petits rameaux que les
carotides fourniſſent au dedans de
l'oreille étant gonflées par la plethore ou par la rarefaction du ſang,
agiſſent ſur cet organe, comme
nous dirons dans la ſuite que ceux
de l'Uvée & de la Choroïde agiſſent
ſur la rétine pendant l'yvreſſe. Ainſi
la portion molle du nerf auditif qui
ſe répand dans le labyrinthe eſt preſ-
ſée, les petits muſcles d'Euſtachi,
de Caſſerius & de Duverney ſe contractent inégalement, les petits oſſelets, leurs membranes, les canaux
demi-circulaires où ſe forme le ſon,

(*) R. Boyle, Tom. 5. de Coloribus, pag 6. 7. 8.

enfin tout l'organe de l'oüie s'ébranle ou fe dérange par la pulfation trop vive des arteres. Or on entend des fons plus ou moins graves ou aigus, felon que l'ébranlement de la lame fpirale, & des canaux demi-circu-laires eft plus ou moins lâche, ferré, ou tendu, ou feloñ la divœfité des vibrations que cet organe immediat reçoit de l'action des folides, fans le fecours de l'air externe ; & il n'im-porte que cet ébranlement fe faffe du côté du cerveau ou de l'oreille, il en refulte toûjours la même fenfa-tion, comme on l'obferve dans la commotion du cerveau, le délire, la phrénefie, &c. on peut par-là ren-dre raifon des tintemens, des bour-donnemens, des fifflemens, des murmures, & des autres faux bruits qu'on entend dans le Vertige. Si ce fon interne eft femblable au bruit de la pluie ou de la grêle, on croira entendre tomber l'un ou l'autre de ces méteores, s'il imite la déclama-

tion d'un Acteur tragique, on s'ima-
ginera entendre une tragedie qu'on
applaudira peut-être comme celui
dont parle Horace. (a)

  » Qui se credebat miros audire
    » tragœdos
  » In vacuo lætus sessor plausor-
    » que theatro.

S'il produit la douce harmonie
qui naît de l'accord de divers instru-
mens, on sera enchanté du plaisir
d'être au concert, s'il imite l'oscil-
lation d'une pendule, on s'imagi-
nera qu'on en a une attachée à la tête, comme cette Dame de Picardie
dont Monsieur Duverney fait mention dans son Traité (b) de l'Organe
de l'oüie. Pour confirmer cette théorie, n'oublions pas un fait que ce
celebre Anatomiste ajoûte au même
endroit, qui est que le battement
d'oreille de cette Dame s'accordoit
toûjours avec celui du cœur, ce

____

(a) Epist. 2. ad Jul.   (b) P. 166. 167.
Flor. V. 130.

qui détruit le syſteme de ceux qui attribuent ces faux bruits à des vents, des fumées ou à d'autres vapeurs qui agitent l'air implanté dans l'oreille.

Pour ce qui regarde les maladies dans leſquelles le Vertige dégenere, je n'ai garde de me laiſſer entraîner au penchant que j'aurois de les expliquer ; la digreſſion qu'il me faudroit faire pour ſuivre ces metamorphoſes, m'écarteroit trop de mon ſujet.

CHAPITRE III.

Diviſion du Vertige.

IL faut diſtinguer à preſent les differentes eſpeces du Vertige, pour éviter la confuſion. 1°. Il eſt ſimple ou tenebreux : dans le premier, les objets qui ſont tranquilles paroiſſent ſeulement ſe mouvoir en differens ſens ; mais dans le ſecond

les efprits ne pouvant plus fe diftri-
buer dans l'œil, la vifion ne fe fait
point. 2°. Il eft naturel, c'eft-à-dire
produit, par une caufe externe naturelle fans aucun dérangement de
l'œconomie animale ; ou non naturel, je veux dire provenant de caufes
tant externes qu'internes non naturelles ou morbifiques. 3°. Celui-ci
fe divife en fympathique qui vient
de quelque dérangement des vifceres, & en idiopathique qui vient
immédiatement d'un vice du cerveau. 4°. Enfin le Vertige doit être
encore divifé, en fymptomatique,
qui n'eft que le fymptome d'une
maladie principale, & en critique
qui en annonce la fin bonne ou
mauvaife.

Je n'entreprens point de traiter
du Vertige critique. Un Volume
fuffiroit à peine pour approfondir
cette matiere, pour décrire & expliquer les differens cas dans lefquels
il fe rencontre, & toutes les crifes

qu'il annonce : tantôt il faut s'attendre à une crife dangereufe, au délire, à l'Apoplexie, &c. tantôt à une
crife falutaire, foit par l'hémorrhagie
ou le vomiffement : Si l'on voit,
par exemple, dans plufieurs maladies aigües, le Vertige paroître avec
un tintement d'oreilles, une pefan-
teur de tête infupportable, principalement au haut du nez, tous les
affiftants effraïés défefperent de la
vie du malade; mais vous, Medecin, homme de jugement, raffurez-
les, & ne craignez rien, le fang qui
va couler des narines lui fauvera la
vie. Rien n'étonna plus les Medecins de Rome que de voir un malade faigner copieufement du nez,
comme Galien l'avoit prédit, feulement parce que ce malade s'étoit
levé de peur d'être mordu d'un fer-
pent de feu, qu'il croyoit voir dans
fon lit. En effet rien ne fait plus
d'honneur, principalement à un jeune Medecin, que ces fortes de pré-

dictions. Allez à la source, lisez Hyppocrate, Aretée, Galien, Duret, Prosper Alpin, &c. noms à jamais recommandables dans le grand Art de la Medecine, vous verrez avec quelle exactitude scrupuleuse ils nous font distinguer les differentes crises que la nature prépare sous la forme du Vertige. Je suis surpris que Riviere & plusieurs autres celebres Praticiens modernes qui ont dû cent fois remarquer dans la pratique, combien il est dangereux de méconnoître le Vertige critique, ayent omis des distinctions aussi essentielles. La moindre faute en ce genre coûte tous les jours la vie à des millions d'hommes que la nature seule gueriroit peut-être. C'est donc à nous de la suivre comme à la piste, & de prendre garde de la troubler, quand elle médite quelque évacuation critique. C'est ce que les anciens Auteurs que je viens de citer nous recom-

mandent expreſſément en cent endroits, pour nous apprendre à ne
point nous tromper dans notre pro-
gnoſtic.

CHAPITRE IV.

Cauſes externes naturelles du Vertige.

J'AY dit ci-devant que ce dérangement de la rétine qui forme eſſentiellement le Vertige, ne ſuppoſe pas toûjours quelque changement dans l'œconomie animale; en effet la moindre cauſe externe naturelle ſuffit pour le produire. Un charbon de feu, une rouë, un ſoleil artificiel tourné rapidement en rond, un toupin qu'on foüette à coups redoublés, un torrent impetueux, un tourbillon d'eau, de grêle ou de neige que le vent fait voltiger par petits pelotons dans l'air, le mouvement d'un vaiſſeau ſur une mer agitée, le devant d'un caroſſe dans un chemin raboteux, le bruit des trompettes, du canon, du tonnerre (a), un violent tremblement de terre (b), la vüe d'un précipice, d'une bale de paume que les joüeurs ſe renvoient long-tems avec adreſſe, d'un grand nombre de fuſées qui ſe croiſent ſous la forme d'une infinité d'arcs ou de cercle, dans l'Atmoſphere : en un mot tout corps qui tourne en rond peut faire naitre le Vertige.

Pourquoi apperçoit-on un cercle de feu à force de regarder fixement un tiſon qu'on tourne rapidement en rond ? les impreſſions faites ſur la retine durent quelque tems, celle que ce tiſon fait d'un côté, dure juſqu'à ce qu'il y ſoit revenu. Ainſi tous les points de la circonference qu'il décrit vont ſe peindre les uns

(a) Foreſtus, Vol. 1. Liv. 10. pag. 469.

(b) Baglivi de morbis Romano, pag. 550.

après les autres sur la rétine, où ils tracent une ligne circulaire rouge, qui donne avec l'idée d'un cercle de feu, celle de rotation & le Vertige; tant il y a, pour ainsi dire, de sympathie entre les idées, & les mouvemens corporels, que l'un est reciproquement une suite necessaire de l'autre. Mais on n'a qu'à fermer les yeux, & les ouvrir ensuite pour être aussi-tôt delivré de ce Vertige. Ce qui prouve qu'il ne vient d'aucun vice des vaisseaux & des liqueurs de l'œil; mais de la seule action du tison sur la rétine.

Voyons pourquoi il prend un Vertige lorsqu'on regarde en bas d'un lieu fort élevé. En voici la raison. La peur qu'on a de tomber fait que l'imagination représente les objets tels qu'ils ont pâru toutes les fois qu'on a tombé, c'est-à-dire tournans en rond, comme je l'expliquerai dans un moment. Or comme en même tems les corps tranquilles sur lesquels on jette les yeux fe peignent fur la rétine, dont les fibres tremouffent fortement toutes enfemble à l'image ou à l'idée de la rotation des objets que la peur fait naître ; il fuit que c'eft la même chofe que fi l'œil étoit en mouvement, ou que fi les corps exterieurs tournoient pendant qu'il feroit en repos ; par conféquent on doit alors être pris d'un Vertige d'autant plus violent, qu'on jette les yeux fur une plaine immenfe d'un lieu plus élevé. Il me fouvient que je fus faifi d'une frayeur fi grande fur la Tour d'Anvers, que j'eus bien de la peine à me perfuader que je ne tournois pas en rond Il faut alors bien de la force d'efprit pour fe foûtenir, fur tout fi l'on regarde fixement l'endroit où l'on s'appuie, car comme il paroît néceffairement s'enfuir, on tombe malgré foi en voulant l'arrêter.

Voulez-vous une preuve plus fenfible des effets de la crainte? Jettez les yeux fur ce Matelot qui monte au haut des mâts dans le fort de la tempête. Comme il fe renverfe fur une échelle de corde vacillante ! Combien de tems il s'y tient par les pieds pour l'utilité de la manœuvre, fans être puni de fa témerité ! pendant qu'un honnête paffager eft fujet à des maux de cœur & à des Vertiges d'autant plus violens qu'il imagine plus de peril. Tant il eft vrai que rien n'excite le Vertige plus fouvent que la crainte ! C'eft pourquoi Mahomet (*), pour cacher l'Epilepfie dont il étoit attaqué, l'attribuoit à l'apparition de l'Ange Gabriël, à la vûë duquel, difoit-il, il étoit faifi d'une fi grande frayeur, qu'il lui prenoit un Vertige tenebreux qui le faifoit tomber.

On peut déduire de ces effets de la crainte plufieurs verités affez importantes. Il n'eft pas indifferent principalement aux femmes & aux en-

(*) Bayle Diction. à l'art. de Mahom.

fans qui font d'un temperament timide ou craintif, de marcher dans
un chemin haut & étroit, ou dans
un lieu bas & large, dans un chemin droit ou dans un labyrinthe (a)
dans une allée folitaire, ou parmi
une grande multitude de perfonnes.
En un mot, une trop grande varieté
d'objets trouble la vûë, comme l'é-
prouvent ceux qui courent la pofte
à cheval ou en chaife, ou ceux qui
font dans un vaiffeau qui fend l'onde
à pleines voiles : le rivage femble
fuir, parce que fon image qui fe
meut fucceffivement au fond de l'œil
produit la même fenfation que s'il
étoit en mouvement.

Qu'il me foit permis de mettre au
nombre des caufes naturelles du Vertige la circumgiration du corps ; tout
le monde fçait qu'il prend un Vertige à force de tourner ou de danfer
en rond. Mais quelle en eft la raifon ?
La voici. Il eft évident felon ce que

(a) V. Aretée, pag. 119. 122.

j'ai dit ci-devant, que pendant que notre corps décrit un cercle au tour de lui-même, tous les objets extérieurs, quoiqu'abſolument tranquilles, doivent paroître tourner en rond, & même paroître continuer ce mouvement quelque tems après qu'on a fermé les yeux, & qu'on ne tourne plus ; c'eſt-à-dire juſqu'à ce que les vibrations de la rétine ne viennent à ceſſer, & que cette tunique ne ſoit abſolument en repos. Cette impreſſion dure à proportion de la viteſſe & du tems qu'on a tourné en rond : d'ailleurs le corps ayant un mouvement progreſſif tout au tour de la circonference du cercle dont le milieu du pied eſt le centre, le tronc doit être baloté d'une cuiſſe à l'autre, de celle qui eſt en mouvement à celle qui eſt en repos & qui doit le ſoûtenir, juſqu'à ce que l'autre cuiſſe qui eſt élevée pour marcher n'ait trouvé ſon point d'appuy ſur la terre. D'où je conclus

que

que les muscles venant à se contracter violemment, doivent jetter
le tronc avec tant d'impetuosité sur
la cuisse qui ne marche point, & qui
n'est que très-foiblement appuyée,
qu'elle ne sera plus capable de le
porter. Ainsi l'équilibre se rompt,
le centre de gravité se détruit, &
par conséquent on doit enfin tomber.
Nouvelle cause du Vertige ; car
comme en tombant la tête & les
yeux sont circulairement agités, les
objets externes doivent paroître suivre cette même détermination, parce que leur image trace necessairement un cercle sur la rétine,
comme il arrive lorsqu'on regarde
un miroir (a) qu'on tourne rapidement en rond. Voilà à peu près
la maniere dont Bellini raisonne sur
cette chute, qui est bien differente
de celle à laquelle on est si sujet en
regardant la terre d'un lieu très-élevé.
On peut concevoir à présent pour-

(a) Stimulet de Vertigine, T. 1. p. 364.

D

quoi les gens yvres ont tant de peine
à se soûtenir, pourquoi un cheval
qui tourne une meule de moulin les
yeux ouverts est bien-tôt pris d'un
Vertige tenebreux qui le fait tomber, &c.

CHAPITRE V.

Des causes externes non naturelles ou morbifiques du Vertige.

APRE'S avoir expliqué les principales causes naturelles du
Vertige, je dois faire mention des
causes non naturelles ou morbifiques
de ce mal, c'est-à-dire, celles qui
occasionnent quelque changement
sensible dans l'œconomie animale.
Elles sont externes ou internes. Je
vais commencer par déveloper les
premieres. Il est certain qu'une sim-
ple commotion du cerveau cause un
Vertige tenebreux, & que si elle est

plus violente, la Léthargie, l'Apoplexie & même la mort fubite peuvent s'enfuivre, comme on l'a vû. Mais quelle en eft la raifon? La voici. Pour qu'on la comprenne plus facilement, il eft important de prouver d'abord que le cerveau remplit exactement le crane.

L'Anatomie nous apprend que les arteres du cerveau n'ont point de tunique mufculeufe, & qu'elles font toûjours comme dans un bain de vapeurs qui doit beaucoup relâcher le tiffû de leurs fibres. Cependant il eft indubitable qu'elles s'ouvrent bien plus rarement que celles du nez, quoique celles-ci foyent munies de membranes élaftiques que l'action de l'air externe auquel elles font fans ceffe expofées, rend encore plus fortes & plus folides; quelle eft la raifon de ce phenomene auffi furprenant que commun? C'eft que les arteres du cerveau refiftent par tout également au cours des fluides, &

n'ont point par conféquent d'endroit
foible par lequel le fang puiffe s'é-
chaper hors de leur cavité, au lieu
que celles du nez étant inégalement
appuyées, comme l'Anatomie nous
l'apprend, il n'eft pas furprenant
qu'elles cedent au moindre effort de
la plethore, & qu'ainfi les hemorrhagies des narines foyent infini-
ment plus frequentes que les Apo-
plexies de fang extravafé. Les arteres du cerveau font donc foûte-
nuës par fa fubftance molle, avec
autant d'égalité & de force que fi
elles étoient couchées fur le crane
même. Cela pofé, le fang a beau
monter abondamment & avec violence à la tête, les veines font for-
cées de le reprendre proportionellement à fa quantité (à moins que le
cerveau ne foit violemment ébranlé,
comme je le dirai dans la fuite, ou
que le diametre des veines ne foit
naturellement trop petit ou retreci
par quelques excroiffances, comme

on l'a obfervé dans certaines migraines incurables) je défie ceux
qui admettent du vuide dans le cerveau d'expliquer ce phénomene.

Le crane étant donc exactement
rempli, je dis qu'il ne peut être
frapé, fans communiquer au cerveau une portion du mouvement
qu'il a reçû, laquelle portion fera
toûjours proportionelle non feulement à la violence du coup, mais
à la refiftance du crane. Je m'explique par deux comparaifons familieres. Je regarde le cerveau dans le
crane comme un homme qui eft
dans un bâteau, & qui n'a qu'un
mouvement commun avec lui. Or
fi ce bâteau vient à heurter contre
un rocher, par exemple, il s'arrête
tout à coup, à caufe de la grande
refiftance qu'il oppofe à ce rocher,
& cette même refiftance fait qu'il
communique à cet homme qui eft
dedans une fi grande partie du mouvement qu'il a reçû, qu'il l'ébranle,

lui fait perdre l'équilibre & le fait
tomber. Monſieur de la Faye rapporte une autre expérience qui rend
la choſe encore plus facile à entendre. On prend par un bout une planche mince, on en heurte fortement
la ſurface plate contre quelque corps
dur, ſi elle ne reſiſte point au choc,
c'eſt-à-dire ſi elle caſſe, la main n'eſt
point du tout ébranlée, parce que
le mouvement que cette planche
avoit reçû s'eſt perdu en même tems
qu'elle s'eſt rompuë, mais ſi elle ne
caſſe point, le mouvement ſe pro-
page le long de chaque fibre de la
planche, quelquefois avec tant de
violence qu'on ſent à la main un
ébranlement douloureux. Il ſuffit de
faire l'application de ces deux com-
paraiſons pour concevoir la raiſon
pour laquelle les fractures les plus
conſiderables ſont ſouvent moins
dangereuſes que de ſimples ébranlemens du cerveau.

Voyons à préſent en quoi confiſtent ces ébranlemens. Le cerveau, comme tout le monde ſçait, eſt une maſſe très-molle compoſée d'une infinité de petits vaiſſeaux ſanguins dont les tuniques ſont extrêmement minces, & de fibrilles-nerveuſes medullaires, d'une ſi grande délicateſſe, qu'un million de ces fibrilles n'égale peut-être pas l'épaiſſeur de la centiéme partie du cheveu le plus fin : or, quand à l'occaſion d'une chute ou d'un coup ſur la tête, cette ſubſtance vient à recevoir une certaine portion de mouvement, elle s'ébranle néceſſairement, & par conſéquent les nerfs optiques ſont auſſi ébranlez en même tems. C'eſt ainſi qu'une ſimple commotion fait naître le Vertige. Mais ſi la commotion eſt aſſez violente pour produire quelque affaiſſement dans les fibres du cerveau, les nerfs optiques ſeront comprimez à leur origine, les eſprits ne pourront plus ſe diſtribuer dans l'œil, ainſi la viſion ne ſe fera point, ou,

ce qui revient au même, on aura
un Vertige tenebreux. Je dis plus:
si le mouvement se perpetuë avec
force jusqu'au cervelet , les fibres
seront facilement ébranlées, tiraillées , distenduës ; elles se relâche-
ront excessivement, & faute de ressort devenuës paralytiques, elles s'af-
faisseront les unes sur les autres. D'où
il suit , que les esprits vitaux étant
interceptés dès leur origine, la mort
subite s'ensuivra nécessairement.

Il est à propos de remarquer ici
qu'il n'est pas necessaire que la tête ait été , je ne dis pas endom-
magée ou blessée de quelque maniere que ce soit, mais aucunement
frappée , pour produire le Vertige, & d'autres accidens bien plus
fâcheux. Un coup, ou une chute
sur toute autre partie du corps, sur
les fesses, par exemple, peut, par la
violente secousse des solides & des
liquides, transmettre jusqu'au cerveau assez de mouvement reper-
cussif

cuſſif pour y cauſer des ébranlemens funeſtes, comme nous l'avons remarqué depuis peu dans une Dame de Saint Malo. Enfin ſi la commotion eſt extraordinairement violente, les liqueurs doivent circuler dans les vaiſſeaux du cerveau avec tant de rapidité, qu'elles peuvent aiſément forcer des barrieres auſſi minces que le ſont leurs tuniques; & elles ſe rompent quelquefois dans une partie oppoſée à celle qui a reçû le coup. C'eſt ainſi que le ſang s'épanche dans le cerveau, ſoit par une eſpece de contre-coup, ſoit par un coup ſimple ſur la tête ou ſur toute autre partie, ſans que le crane paroiſſe quelquefois endommagé; ſource de calamités auſquelles on ne peut remedier qu'en prenant un parti extrême, comme je le ferai voir à la fin de ce Chapitre.

Le moindre effet que le plus petit épanchement produiſe, eſt ſans doute le Vertige. Nous avons vû ci-

devant que le cerveau remplit exactement le crane, il ne fçauroit donc
contenir une feule goutte de liqueur de plus, qu'il ne foit néceffairement preffé ou comprimé ; &
comme fa fubftance eft très-molle,
il ne peut l'être dans un endroit fans
l'être dans plufieurs. Or, pour peu
que les nerfs optiques fouffrent de
cette preffion, le cours des efprits
qui fervent à la vifion étant dérangé, les fibres de la rétine le feront
auffi, & par conféquent on fera fujet au Vertige. La même chofe arrivera fi les carotides font compri-
mées : car leur diametre étant neceffairement retreci par ce moyen,
il fuit qu'elles doivent refifter davan-
tage au cours des liquides : mais
comme la force du cœur s'augmente à proportion de la refiftance des
arteres (les fievres le prouvent) le
fang venant enfuite à être pouffé
avec plus d'impetuofité à la tête, dilate & gonfle ces carotides. Ceux

qui connoiſſent la ſituation de ces
arteres auprès des nerfs optiques, la
longueur & la liberté de ces nerfs en
cet endroit, peuvent juger de la facilité avec laquelle elles agiſſent ſur
eux, les dérangent, & conſéquemment font naître le Vertige. Si la
preſſion ſe fait à l'origine des nerfs,
l'homme du monde qui a le plus
d'eſprit devient imbecille; & je croi
que pour rendre raiſon des differentes alterations de l'eſprit qu'on voit
tous les jours arriver après certaines
chutes, il n'eſt pas même neceſſaire de ſuppoſer aucune liqueur épan-
chée au dedans du crane, il ſuffit
de concevoir que dans le moment
d'une violente commotion, les eſprits trop agités ayent pû ſe frayer
de nouvelles routes, & troubler ainſi les organes de l'intelligence, ou
que quelques fibres du cerveau aïent
été plus ébranlées que les autres, &
n'aïent pû reprendre leur premiere
ſituation & leur reſſort naturel; car

on ne doit pas douter que cette petite paralyfie, donnant lieu à quelque dérangement dans la diftribution des efprits, n'entraîne neceffairement celui de l'efprit ; tant il y a d'analogie & , pour ainfi dire , de fympathie entre l'efprit & ce fluide fubtil qui circule dans tous les petits filamens nerveux , qu'il paroît par toutes fortes d'obfervations fûres que l'un dépend prefque éffentiellement, non feulement de la circulation , mais de la quantité & de la qualité de l'autre ; quoiqu'il faille avoüer que les proprietés de la matiere nous font trop inconnuës pour qu'on puiffe jamais apercevoir aucun rapport entre les traces des efprits & les idées qui en refultent.

Il n'eft pas neceffaire que le cerveau foit immediatement comprimé pour créer le Vertige , la feule preffion mediate de fa fubftance peut occafionner le même dérangement dans le nerf optique. On a vû à Paris un Pauvre qui demandoit l'aumône dans une portion de son crane. Pour peu qu'on posât legerement la main sur l'appareil qui couvroit sa dure-mere, il voyoit d'abord des étincelles de feu : l'appuyoit-on un peu plus ? Il lui prenoit un Vertige, & enfin envie de dormir. On a fait les mêmes observations en comprimant le cerveau d'un chien & d'un verolé qui avoit perdu une partie de son crane. Tout le monde sçait comment les Bouchers tuent les bœufs ; c'est en leur donnant, pour ainsi dire, d'un seul coup un Vertige tenebreux qui les fait quelquefois tomber roides morts, & quoique leur crane se rompe par la violence du coup, on ne trouve ordinairement aucune liqueur extravasée sur la substance du cerveau. Ce fait que j'ai eu la curiosité de verifier plus d'une fois, confirme ce que j'ai dit ci-devant, que moins le crane resiste, moins les effets de la commotion font à craindre.

Une fimple contufion ou une legere bleffure à la tête, le trepan inprudemment fait, la moindre fracture (a), l'enfoncement du crane, en un mot tout ce qui change la figure du crane & conféquemment l'égale expanfion du cerveau peut caufer au moins le Vertige. C'eft pourquoi Hyppocrate (b) le regardoit comme un des plus funeftes fymptômes des playes de la tête.

Comme l'enfoncement du crane eft un malheur qui n'arrive que trop fouvent aux enfans, principalement par l'imprudence des accoucheufes ou des nourrices, il faut fçavoir comment y remedier. En ce cas je ferois d'avis d'appliquer une emplâtre fort tenace fur la portion d'os enfoncée, & dix ou douze heures après on doit la tirer doucement &

(a) Cœfar Magat. T. 2. pag. 128. 129.   (b) De vulner. capit. V. Boerhaave Aph. 267.

perpendiculairement par le moyen d'un gros fil fort attaché au milieu. Pour rendre cette élevation plus facile, il faut que le malade retienne long-tems fon haleine. La raifon de cela eft que, tant que le poumon eft dans l'inaction, le fang n'y peut circuler librement. Ainfi il doit s'accumuler dans le ventricule droit, dans la veine cave, dans les jugulaires, &c. comme on le voit par le gonflement de ces veines & la rougeur extraordinaire du vifage. Par conféquent ne pouvant revenir du cerveau, il gonfle neceffairement les carotides, ainfi que les membranes & la fubftance même du cerveau qui par ce moyen eft en état d'élever un peu la portion d'os enfoncée. Voilà la vraie raifon de ce phénomene qu'un Chirurgien (a) mauvais Phyfiologicien, comme ils le font prefque tous, attribuë fans fonde-

(a) Garengeot, Traité des Operations de Chirurgie T. 3. de l'Operation du Trepan.

ment à la preſſion du diaphragme ſur l'aorte : car M^r. Senac a démontré dans un Memoire (a) qu'il a donné ſur le diaphragme, que cette preſſion eſt ſi legere, qu'elle n'y entre preſque pour rien.

En voilà aſſez pour donner une idée claire des cauſes externes non naturelles du Vertige. Mais avant que de paſſer aux cauſes internes de ce mal, qu'il me ſoit permis de faire une reflexion fort importante qui peut ici trouver ſa place.

Je ſuppoſe qu'un homme eſt attaqué d'Apoplexie immediatement après une chute ſur la tête ou ſur toute autre partie du corps, ſans que le crane paroiſſe aucunement endommagé. Sur cela on doit croire que la commotion du cerveau a été ſi violente que ſes fibres ſe ſont affaiſſées les unes ſur les autres, & qu'ainſi ſes vaiſſeaux étant comprimés par cet affaiſſement, le ſang crou-

____

(a) Mem. de l'Acad. R. des Sciences. 1729.

pit dans leur cavité, ou, qui pis eft,
on peut craindre qu'il ne fe foit fait
quelque épanchement. Pour remedier à cet affaiffement, il ne s'agit
fans doute que de défemplir les vaiffeaux du cerveau ; car par-là les
arteres reprenant leur reffort naturel,
font en état de pouffer dans les veines le fang qui croupit dans leur
cavité, & les fibres fe relevant peu
à peu, occupent bien-tôt le vuide
que leur relâchement exceffif avoit
formé au dedans du crane. Or pour
défemplir immediatement le cerveau, il n'eft point de faignée plus
efficace que la jugulaire, comme
Monfieur Freind la démontré Ana-
tomiquement. Mais il eft bon de
préluder auparavant par deux ou
trois faignées copieufes faites au bras
de quatre heures en quatre heures;
autrement il fe feroit tout à coup
un fi grand vuide dans le cerveau,
qu'il en feroit, pour ainfi dire, étonné
& ftupefait, & pourroit par-là fouf-

frir quelque atteinte dangereuſe.

S'il n'y a que croupiſſement de ſang, il eſt fort rare de voir deux jours s'écouler, ſans que la connoiſ-ſance revienne au malade , pourvû qu'il ſoit bien traité ; car à meſure que les fibres reprennent leur reſſort, le ſang recommence ſa circulation ordinaire , & fournit de nouveaux eſprits. Ainſi lorſqu'on voit le même mal continuer ou augmenter trois ou quatre jours après la chute, il y a tout lieu de croire qu'il y a du ſang extravaſé qui comprime la ſubſtance du cerveau. On ſatisferoit donc à cette indication en attenuant les hu-meurs épanchées, & en les rendant aſſez fluides pour les faire rentrer dans la maſſe du ſang par les tuyaux abſorbans. Il eſt ſans doute très-dif-ficile , mais non pas impoſſible de réüſſir dans ce grand projet. On doit joindre aux ſaignées frequentes & copieuſes, dont je viens de parler, des purgations & des lavemens composés de tout ce qui peut dissoudre le sang coagulé. Les Tamarinds, la Crême de Tartre, le Jalap, la Scammonée, le Nitre, le Sel Ammoniac, le Sucre, le Miel, &c. conviennent en ce cas, la boisson doit être faite, non des vulneraires de Suisse en decoction (car quoiqu'on les employe ordinairement pour dissoudre le sang grumelé, on n'est sûr par aucune expérience que ces remedes ayent cette vertu) mais des cinq racines aperitives, des plantes & des bois sudorifiques ausquels il est bon de mêler beaucoup de jus de citron. On ne négligera pas de mettre sur l'oreille des fomentations d'herbes acres, ou des cataplâmes d'oignons cuits sous la cendre. Depuis que Valsalva, Santorini & plusieurs autres Celebres Anatomistes ont démontré la communication de l'oreille avec le cerveau, je ne doute point qu'il n'y puisse continuellement penetrer par ce moyen des vapeurs assez subtiles pour attenuer les liqueurs qui y sont épanchées. On doit aussi injecter de l'eau chaude par les narines pour dilater les rameaux des carotides qui s'y distribuent, & les rendre par-là plus capables d'absorbre les humeurs quand elles sont attenuées. On peut aussi mettre dans le nez des feüilles de Betoïne ou de Tabac, pour faire éternuer, & faire prendre un leger vomitif. Tous ces mouvemens, bien loin d'être à craindre quand les vaisseaux sont vuides, aident alors la resorbtion d'une façon merveilleuse.

Si malgré cette methode les symptômes augmentent de plus en plus, soyez sûr que les humeurs épanchées sont si épaisses & si coagulées qu'il n'est point de remede connu dans toute la nature qui puisse les dissoudre. Quel parti prendre dans une aussi deplorable extrêmité? Après avoir essaïé en vain tous les moyens dont on se sert ordinairement pour dé-

couvrir si le crane est blessé ; on doit
appliquer sur le crane découvert une
emplâtre composée des remedes les
plus attirans, par cette methode on
aperçoit quelquefois avant l'espace
de 24. heures un tumeur noirâtre qui
manifeste l'endroit affecté & par conséquent la necessité d'y faire l'operation du trépan. Mais si après ce
tems il ne paroît ni tumeur, ni con-
tusion, ni enfoncement, ni en un
mot aucun signe exterieur de sang
extravasé, faut-il tenter l'operation
à tout hasard, sans sçavoir ou appliquer la couronne du trépan ? Cette question n'est pas difficile à ré-
soudre ; dans cette hypothese il est
certain que le malade va perir sans
l'operation, à la verité il n'est pas
sûr que le malade en revienne par
l'operation ; mais aussi si on la fait,
il est incertain qu'il meure. Il faut
donc la faire. Mais où ? 1°. dans l'endroit où le malade a porté la main,
si on l'a remarqué, car ces mouve-

mens fpontanés font fouvent de fûres indications. 2°. Il fe trouve quelquefois un côté paralytique pendant
que l'autre eft en convulfion : alors
comme le fang ne peut être épan-
ché que du côté paralytique, il feroit inutile de le chercher ailleurs,
& par confequent on ne doit operer
que de ce feul côté; & on doit à
mon avis y réîterer l'operation, &
le cribler, pour ainfi dire, de tré-
pans, jufqu'à ce qu'on ne trouve
l'humeur extravafée. 3°. Si ce cas
qui eft en effet très-rare n'a pas lieu,
il faut appliquer le trépan aux deux
côtés oppofés du crane. Si le premier trépan eft inutile, le fecond
peut réüffir, comme on l'a vû dans
un Soldat qui ayant été en vain tré-
pané du côté droit, le fut une fe-
conde fois au côté gauche, où l'on
trouva heureufement beaucoup de
fang grumelé fur la furface convexe
de la dure-mere, & par là ce Soldat fut guéri. Cette Hiftoire que je

tiens de M. Boerhaave, dont la bonne foy ne peut être suspecte, confirme l'utilité de la Doctrine que ce Grand Homme nous enseigne dans ses Divins Aphorismes. *Urgentibus symptomatibus*, dit-il Aph. 286. *licet nullus locus læsus certò inveniri queat, tamen trepanum applicandum & ab unâ & ab alterâ parte cranii.*

Pardonnez-moi cette digression en faveur de son utilité. Je reviens aux causes internes Idiopatiques du Vertige.

CHAPITRE VI.

Des causes internes Idiopathiques du Vertige.

DE toutes les causes internes Idiopathiques du Vertige, il n'en est gueres de plus frequente que la rarefaction des liqueurs. Pour en bien connoître les effets, il n'y a qu'à fe rappeller ceux de l'yvreffe, tels que Bellini (*a*) les a expliqués. Le vin eft une liqueur fermentée remplie d'Alcohol; quand même le cœur ne feroit pas monter cet efprit à la tête, il eft d'une nature trop volatile pour ne pas s'y élever. Le vin doit donc rarefier le fang & principalement celui des arteres proportionellement à fa quantité, & à fa fpirituofité. Or quel eft l'effet de la rarefaction des liqueurs ? C'eft d'augmenter leur mouvement, de diftendre, dilater, ou pouffer au dehors les parois des vaiffeaux dans lefquels elles font contenuës, & d'agir ainfi fur les parties voifines. Jugez donc du dérangement que le gonflement des carotides & des arteres de l'Uvée & de la Choroïde doit produire dans les nerfs optiques & la rétine. Comme cette membrane medullaire eft alors neceffairement preffée, le fuc nerveux s'y dif-

(*a*) Bellini, pag. 583. 584.

tribuant

tribuant inégalement , change les ondulations de ſes fibres, & par conſéquent les dérange. Les objets en repos doivent donc paroître ſe mouvoir & l'on doit voir deux objets au lieu d'un , pour peu que l'axe de la vûë regarde deux points differens. Ce qui arrivera , lorſqu'il n'y aura qu'un œil intérieurement preſſé, comme je l'ai dit. Or, comme il ne s'éleve pas toûjours la même quantité d'Alcohol dans chaque œil à meſure qu'on boit, les vaiſſeaux d'un œil ſe gonflent quelquefois plus que ceux de l'autre , & par conſéquent il n'y a que la poſition d'un œil dérangée. Mais ſi les deux axes ſont changés, on doit voir deux objets mûs au lieu d'un qui eſt en repos. Voilà la cauſe de la multiplication des objets dans l'yvreſſe , comme dans le Vertige. Si les arteres qui rampent ſur la ſurface des nerfs optiques & de la rétine ſont tellement remplies de ſang rarefié , que la ca-

vité des fibres optiques foit entiere-
ment abolie & détruite, la vifion
ne fe fera point, faute d'efprits. Enfin l'on tombera yvre mort pour des
raifons qu'il eft aifé de déduire de
ce qui a été dit fur la rotation du
corps. Ce qu'il y a d'admirable, c'eft
que le fommeil ayant fait s'exhaler
tout le fuperflu de l'efprit qui gon-
floit les vaiffeaux, les folides & les
liquides reprennent leur jufte équilibre, & pourvû que l'eftomac n'entre pour rien dans ces Vertiges crapulaires, ils s'évanoüiffent bien-tôt
avec tous leurs fymptômes.

Une trop grande application au
jeu ou à l'étude, un amour violent
& malheureux, une certaine quantité de tabac pris en poudre ou en
fumée, la colere, la fureur, un coup
de foleil, une chaleur exceffive, la
petite verole, furtout celle qui doit
être confluente, felon l'obfervation
de Sydenham, la ciguë aquatique (a)

(a) VVepferus de Cicutâ aquaticâ.

& quantité d'autres venins qui rare-
fient le fang, produifent le Vertige.

Si la rarefaction du fang fait naître le Vertige, la plethore (a) doit
auffi le produire, parce que la rétine eft dérangée par le gonflement
de fes arteres & des carotides. La
même chofe doit arriver à plus forte raifon dans les ophtalmies chro-
niques. Depuis que Ridley & Ruifch
nous ont appris que la rétine étoit
parfemée de quantité de vaiffeaux
fanguins, on conçoit qu'elle doit
s'enflammer auffi facilement que le
blanc de l'œil. L'artere qui eft au
milieu de cette tunique fe dilate même quelquefois jufqu'au point d'ab-
forber prefque tous les rayons. C'eft
pourquoi on éprouve alors précifé-
ment ce qui arriveroit, fi le nerf optique perçoit l'œil directement dans
fon milieu, la vifion ne fe fait que
très-confufément, on aperçoit de
de petits points noirs, des mouches

(a) Freind. Emmenolog. pag. 37.

E ij

voler, des nuages monter & descendre, des phantômes tourner dans l'air & mille autres chimeres qui se présentent durant le jour avec tant de douleur qu'on est contraint de rester toûjours dans l'obscurité.

Il en est ainsi de l'inflammation des membranes du cerveau ou de sa substance cendrée; comme il se forme alors des aneuvrismes dans les arteres & des varices dans les veines de cette substance, il est facile de trouver l'origine de ces Vertiges fixes & violens dont les Phrenetiques sont attaquez.

La Leucophlegmatie, la Léthargie, l'Apoplexie, les Migraines (*) violentes & inveterées, le Scorbut, la Verole, la Catalepsie, en un mot toute humeur aqueuse, sereuse, acre, pituiteuse, acrimonieuse, épaisse, visqueuse, lente, froide ou chaude fait naître le Vertige & ses plus fâcheux symptomes, pour peu

(o) Aret. pag. 24. 27. 28. 115. 116, 117. 118.

que la fubftance du cerveau foit preffée médiatement ou immédiatement, ou que fes nerfs foient irrités. Il eft aifé d'en déduire les raifons des principes que j'ai établis dans le Chapitre des caufes externes non naturelles du Vertige.

Pourquoi, par exemple, ceux qui ont des migraines violentes & inveterées font-ils fujets au Vertige? Les petits vaiffeaux fanguins qui s'élevent de la dure-mere entre les dents des futures du crane, étant gonflés de fang, on fent une douleur qui vient de ce que les dents offeufes ne pouvant ceder, les fibres nerveufes de ces vaiffeaux font extrêmement tiraillées & diftenduës. La douleur femble circuler fuivant les lieux où fe fait ce gonflement. Or, fi l'engorgement des petits vaiffeaux fe communique à d'autres plus confiderables, & enfin aux carotides, il eft évident que les nerfs optiques peuvent être dérangez.

Pourquoi les Scorbutiques (*),
les Verolés & les Cataleptiques font-
ils quelquefois attaquez de ce mal?
Le fang des Scorbutiques eft acre
& diffous ; leurs vaiffeaux, à force
d'être rongez par cette acreté, deviennent fort lâches, comme il paroît par leurs gencives dont le fang
fort pour peu qu'on les preffe. Jugez donc par la ftructure des vaiffeaux du cerveau qui n'ont point de
membrane élaftique & qui font toûjours dans un bain de vapeurs, comme je l'ai déja dit, jugez, dis-je,
de la facilité avec laquelle la partie
la plus fluide du fang doit s'échaper
hors de leur cavité, & par conféquent preffer la fubftance du cerveau. D'ailleurs, pour ne rien dire
ici de la foibleffe des efprits des
Scorbutiques, qui pour cette feule
raifon font fi fujets au Vertige, comme je l'expliquerai dans la fuite, l'a-
crimonie de ces mêmes efprits eft

____

(a) VVillis de Vertigine Scorbutica, T. 1. p. 193. 194.

fi grande qu'elle peut déranger les nerfs optiques à force de les irriter.

Quant aux Verolez, fans parler des tumeurs contre nature qui fe forment dans leur cerveau & peuvent y retarder le cours du fang, fa feule épaiffeur fait qu'il s'arrête & y féjourne long-tems. Ainfi ne pouvant refluer aifément par les veines, il coule en plus grande abondance par les arteres collaterales de yeux & des oreilles. Voilà l'origine des Vertiges (*), des tintemens & de la furdité aufquels les Verolez font quelquefois fujets.

Dans la Catalepfie les arteres & les veines du cerveau font farcies de fang fort épais, comme on le voit par la diffeftion. Il n'eft donc pas furprenant que le gonflement des carotides & des vaiffeaux de l'œil donne lieu au Vertige tenebreux dont les Cataleptiques font ordinairement attaqués, un moment

(a) Aftruc de Morbis Venereis, page. 174.

avant que de tomber dans leur accès, comme je l'ai remarqué dans
une jeune Fille Cataleptique dont
on trouvera l'histoire à la fin de ce
Traité.

CHAPITRE VII.

*Des Evacuations ordinaires ou
periodiques supprimées.*

ON doit mettre au nombre des
caufes idiopathiques du Verti-
tige toute évacuation ordinaire ou
periodique fupprimée par quelque
caufe que ce foit, fans qu'on lui en
ait fubftitué de nouvelle ; car la plethore s'enfuit neceffairement. Jugez
donc des effets qu'une continence
trop fevere doit produire, principalement dans ceux qui font d'un temperament vigoureux & qui fe font
fait une douce habitude des plaifirs
de l'Amour. Il n'eft pas neceffaire
de

de rappeller ici les préceptes de
Celſe & de Lommius. Il eſt évident
que le coït trop rare peut exciter
des maux auſſi funeſtes que le coït
trop frequent : ſi l'un épuiſe nos eſprits , l'autre nous appauvrit , pour
ainſi dire , de leurs richeſſes. Plus la
ſemence ſéjourne dans les veſicules ſeminales, plus elle s'y échauffe,
s'y diviſe & s'y attenuë, ainſi les parties devenuës volatiles par la chaleur , doivent enfin être abſorbées
dans la maſſe du ſang de laquelle la
nature ne les avoit pas ſéparées pour
qu'elles y rentraſſent toutes. La raiſon de cela , c'eſt qu'auſſi-tôt que
ces veſicules ſont remplies, la ſeule
vûë ou la ſeule converſation d'une
jolie femme attire la matiere au
bout du gland , & l'on eſt ordinairement ſujet à de frequentes pollu-
tions nocturnes; d'où il ſuit qu'une
trop grande quantité de ſperme nuit
à nos humeurs par l'extrême rarefaction qu'elle y cauſe, & produit ainſi

G

ces Vapeurs, ces Vertiges & ces Hemorrhagies des narines qu'on remarque fi fouvent dans la plûpart des jeunes gens & des vierges plethoriques.

La fuppreffion des Hemorrhoïdes n'eft pas moins dangereufe; lorfque la nature a coûtume de fe décharger de fon fuperflu par cette voye, il ne faut pas tout à coup ni tout-à-fait la lui interdire. C'eft pourquoi Hyppocrate (*) avoit toûjours foin d'entretenir l'écoulement libre d'une Hemorrhoïde, pendant qu'il arrêtoit les autres par des remedes aftringens; précaution d'autant plus neceffaire qu'il avoit à traiter des hommes auffi fujets à ce flux, que nos femmes le font à leurs regles.

A quelles triftes extrêmitez ne faut-il donc pas s'attendre quand les regles viennent tout à coup à être fupprimées à quelque âge que ce foit, ou ne paroiffent point dans une fille

(*) Sect. 6. Aph. 11.

qui n'a point encore connu d'homme? Des vaiſſeaux qui ne ſont & ne doivent point être naturellement ouverts, cedent à l'action de la plethore & ſouvent par force, les regles leur ſortent par les doigts, par les narines, par les pores de la tête, par le poumon, &c. preſque tous nos Auteurs ſont remplis de ces exemples terribles. Ou ſi elles ſéjournent long-tems dans les vaiſſeaux (*), elles s'y corrompent, infectent toute la maſſe du ſang, les nerfs & les eſprits, & produiſent ainſi en peu de tems le Vertige, l'affection Hyſterique, la Catalepſie, &c.

Il faut appliquer la même doctrine au crachement de ſang, au piſſement de ſang, aux Hemorrhagies des narines, aux ſueurs, aux fleurs blanches, aux vieilles fiſtules, aux ulceres trop tôt deſſechés, aux rhumes du cerveau improprement dits, à la pituite, à la ſalive, à l'urine, à

(*) V. Queſnay, œconom. animal.

G ij

la gale, à la teigne, & enfin à toutes fortes d'humeurs dont le cours
ordinaire eſt interrompu.

CHAPITRE VIII.

Des évacuations trop abondantes.

RIEN ne prouve mieux qu'une
maladie peut venir de differentes cauſes tout à fait contraires que
de voir le même effet, je veux dire,
le Vertige produit par une évacuation ſupprimée, & par une autre trop
abondante. On concevra cette verité pour peu qu'on faſſe attention à
la ſtructure des arteres vertebrales.
Elles ne conſervent leur tunique
muſculeuſe que juſqu'à leur entrée
dans le crane : ainſi elles ne doivent
ſe contracter proportionellément au
ſang qu'elles contiennent que juſqu'à cet endroit, & par conſéquent,
lors même qu'elles deviennent preſ-

que vuides, on peut dire qu'elles ne
font pas moins pleines qu'auparavant, eû feulement égard au contact
de leur parois. Mais ces arteres ayant
une fois penetré dans le cerveau,
fe dépoüillent de leur tunique forte
& élaftique, comme je l'ai déja dit.
Ainfi elles doivent neceffairement
s'affaiffer, à mefure qu'elles fe défem-
pliffent ou qu'il s'évacuë plus de liquide. Mais à mefure qu'il vient de
nouveau fang dans les mêmes arteres, ainfi que dans les carotides,
elles fe relevent & s'affaiffent encore le monrent fuivant qu'il eft
repris par les veines ; ce tremouf-
fement eft fans doute affez confiderable pour déranger les nerfs optiques. En effet, comme ils ont d'ailleurs d'autant plus perdu de leur liquide que l'évacuation eft plus abondante, il fuit qu'ils font flafques, lâches, épuifés d'efprits, & par conféquent qu'ils doivent ceder avec
une facilité extrême à la pulfation

des carotides qui doit être affez confiderable pour des raifons que j'ai
dites ci-devant.

Suivant ce raifonnement il eft facile de refoudre ces queftions. 1°.
Pourquoi les Hydropiques font-ils
fujets au Vertige & aux défaillan-
ces après qu'on leur a tiré d'un feul
coup par la ponction toutes les eaux
du bas ventre? Les vaiffeaux déli-
vrés de la preffion des eaux reprennent leur diametre naturel. Ainfi le
fang trouvant plus de liberté à y circuler, quitte tout à coup la tête &
fe précipite vers les parties inferieures; ce qui doit faire le même effet
que les évacuations dont j'ai parlé,
& produit la défaillance, comme
Monfieur Senac l'explique dans le
Memoire (*) que j'ai cité. 2°. Pourquoi eft-on quelquefois attaqué du
Vertige le lendemain du jour qu'on
a trop bû, quoiqu'on ait affez dor-
mi & que l'eftomach n'y entre pour

(a) pag. 139.

rien ? Parce que la matiere crapulai-
re étant évacuée par les urines, par
les felles, &c. il fe fait dans les vaiffeaux un vuide qui dérange les nerfs
optiques, comme je viens de l'expliquer, & fait même quelquefois trem-
bler les mains. 3°. Quelles font les
fuites du coït trop frequent ? Il caufe
le Vertige avec de violentes dou-
leurs d'eftomach par l'épuifement
d'efprits où il nous reduit, & par
le tiraillement exceffif des fibres de
ce vifcere.

Il eft aifé de concevoir à prefent
pourquoi l'abftinence exceffive, une
trop longue meditation, l'exercice
immoderé, le flux menftruel trop
copieux, les vomiffemens, les dif-
fenteries, les Hemorrhagies des narines, les Hemorrhoïdes ; pourquoi
en un mot toute évacuation trop
abondante peut exciter le Vertige.

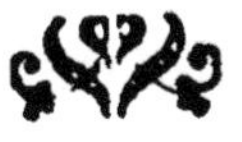

CHAPITRE IX.

De la foiblesse des esprits.

LA foiblesse des esprits occasionne les mêmes accidens que leur disette, mais bien plus frequemment. C'est la cause de cette disposition Vertigineuse qu'on observe dans les uns plûtôt que dans les autres, laquelle dépend, à mon avis, de la lenteur de la circulation. Voici ma preuve. Si l'homme est devenu mille fois plus robuste qu'il n'étoit autrefois, il est probable que ces vaisseaux étoient mille fois plus foibles, & son sang mille fois plus fluide. On ne peut nier cette proportion. Or qui est-ce qui a donné tant de force & de ressort aux fibres, tant d'épaisseur ou de consistance au sang du fœtus devenu homme, si ce n'est la circulation ? Et comment cela ? Si ce n'eſt en faiſant que les Elemens ſolides & liquides ſe touchent par plus de points. Ainſi la circulation entretient l'union des Elemens, & la rend d'autant plus étroite & plus forte qu'elle ſe fait avec plus de velocité. D'où il ſuit que ſi elle eſt trop lente, non ſeulement les fibres ſeront trop lâches & trop foibles, mais le ſang ſera trop fluide & trop diſſous ; par conſéquent la lymphe, le ſerum, le ſuc nerveux ou les eſprits participeront de ce même vice : car toutes les liqueurs du corps ſont formées de la même matiere & par les mêmes loix , & il y a ſans doute la même difference analogique entre les eſprits d'une femme Hyſterique & ceux d'un payſan robuſte, qu'entre le ſang ou la lymphe de l'un & de l'autre. Voilà la nature des eſprits dont Aretée (a) fait mention, & ce que j'entends par diſpoſition Vertigineuſe. C'eſt cette

(a) Pag. 121.

extrême fluidité des esprits qui les rend si foibles & si mobiles, qu'ils cedent à la moindre impression, & tournent, pour ainsi dire, avec un cercle. On peut expliquer par-là pourquoi ceux qui sont d'un tempérament timide & craintif, pourquoi les enfants & les femmes, & principalement les Hysteriques, pourquoi les Scorbutiques, & sur tout les Epileptiques sont si sujets au Vertige.

CHAPITRE X.

De la cure du Vertige plethorique.

AVANT que de passer aux causes sympathiques du Vertige, il seroit à propos d'ajouter la cure de ses causes idiopathiques à la théorie qui a précedé. Mais comme en les traitant toutes les unes après les autres, il faudroit se jetter dans un détail d'une infinité de maladies qui font differentes du Vertige & qui par conféquent m'écarteroient trop de mon principal objet, je me contenterai de traiter les Vertiges idiopathiques les plus frequens, je veux dire ceux qui viennent de la plethore & de la foibleffe des efprits.

Lorfqu'il eft certain qu'un homme eft plethorique, comme il eft à craindre que les vaiffeaux ne fe rompent à force d'être dilatés par la trop grande preffion des liqueurs, il eft évident que la faignée eft indiquée. C'eft pourquoi Hyppocrate (a) faifoit beaucoup faigner les Athletes, & Vauhelmont même ennemi déclaré de cette doctrine l'approuve (b) en ce cas.

Il eft bon d'avertir ici que je ne prefcris la faignée en general, qu'en fuppofant la plethore generale ; car fi elle n'eft que dans les arteres,

(a) Aphorif. 3.
(b) De Febribus, Ca.   pit. 4. Numero 27.

comme il arrive le plus souvent, les veines sont alors presque vuides. Pourquoi donc les ouvrir ? Ne suffiroit-il pas en ce cas de dissiper la rarefaction des liqueurs arterielles en excitant les Hemorrhoïdes & les Hemorrhagies des narines ? En effet les arteres reprenant par là leur ressort naturel seroient en état de pousser dans les veines le superflu du sang qui les suffoque. Mais voici d'autres moyens plus simples & presqu'aussi efficaces que la Physique nous découvre.

Il est démontré qu'un fluide qui coule d'un petit canal élastique dans un large vaisseau qui n'a point de ressort, y croupit en quelque sorte, tant il s'y meut lentement. Si donc le diametre de toutes les veines prises ensemble devient trois fois plus considerable que celui des arteres, il suit, toutes choses égales, que les deux tiers de la masse du sang pourront être contenus dans les veines :

Or jusqu'à quel dégré ne pourroit-
on pas augmenter leur capacité ?
L'eau penetre dans leur cavité par
toutes fortes de voyes, relâche leurs
fibres, affoiblit leur tiſſu & par conféquent les dilate d'autant plus qu'elle eſt abondante & qu'elle y féjourne plus long-tems, comme on le
remarque dans les Hydropiques dont
les veines font très-larges parce
qu'elles font prodigieufement gonflées d'eau, pendant que leurs arteres
font petites, feches & arides ; voilà en paſſant la caufe de leur foif
continuelle.

On doit inferer de ce raifonnement que la boiſſon ordinaire dans
le Vertige plethorique doit être
de l'eau & par conféquent que les
Bains font fort falutaires, par cette
feule raifon qui eſt que les veines fe
défempliſſent en faveur des arteres,
& qu'ainſi la circulation fe fait plus
librement. Je dis par cette feule raifon, afin de faire remarquer que l'eau

ne rend point par elle-même le fang plus diffous, comme on le voit par les expériences de Ruifch & de Boerhaave & par le fang des Buveurs d'eau qui n'eft jamais fluide, qu'à caufe de la foibleffe de la circulation qui vient elle-même, comme nous l'avons dit, du relâchement des fibres que l'eau procure.

La nourriture doit être très-legere ; il faut étouffer, s'il eft poffible, les fortes paffions & chaffer les idées amoureufes, qui caufent trop de mouvement dans la machine. Le fommeil trop long eft fort nuifible principalement le jour & après le répas ; mais en quelque tems qu'on fe couche, la tête doit toûjours être fort élevée. Enfin on doit éviter la lumiere, le bruit, & tout ce qui peut augmenter la rarefaction du fang.

Quant aux medicamens antiplethoriques, les principaux font le Nitre, le Tartre fans préparation, l'eau de Sureau, de Cerifes, de Grofeilles,

&c. Toutes les plantes qui augmentent la circulation du sang, telles que le Romarin, le Thin, le Serpolet, la Marjolaine & autres fort celebres dans la cure du Vertige sont très-dangereuses dans le Vertige plethorique, & ne conviennent peut-être que dans celui qui vient de la foiblesse des fibres & des esprits. L'exercice même qui est si salutaire dans ce dernier cas, comme nous le verrons dans la suite, est nuisible dans le Vertige plethorique, quand la plethore est parvenuë à son dernier periode. Tant il est vrai qu'il y a une infinité de maladies comprises sous un même nom, qu'un remede qui est salutaire dans un cas, est nuisible dans un autre, par conséquent qu'il n'est point de specifique universel & qu'en un mot un bon Medecin doit être esclave de la circonstance & suivre toûjours la marche de la nature. Qu'il faut en effet de prudence, de sagacité & de doctrine dans une pro-

feſſion qui traite de la vie des homme's, & dans laquelle la moindre fau-
.te eſt de la derniere conſéquence!

Il ne ſuffit pas de guerir la plethore actuelle, il faut prendre garde
qu'elle ſe regenere. C'eſt ce qu'on
n'a point à craindre dans ceux qui
ont la bile & l'urine acres ; car il eſt
impoſſible qu'ils deviennent gras, à
moins qu'on ne puiſſe corriger la
grande acreté de ces humeurs. Mais
lorſqu'elles ſont naturellement aſſez
douces, on acquiert en peu de tems
non ſeulement beaucoup d'embon-
point, mais la plethore ſe reproduit
facilement, comme on l'obſerve
dans les jeunes gens robuſtes qui font
plus de ſang qu'il ne leur en faut
pour croître, & qui pour cette raiſon ſont ſi ſujets au ſaignement de
nez, au Vertige & à differentes apparitions qui ſe préſentent lorſque
le ſang eſt prêt à couler, & qui ſe
diſſipent auſſi-tôt après cette évacuation, ſi elle n'eſt pas trop abondante.

dante. Pour obvier à la recidive du Vertige plethorique, après l'ufage des remedes que je viens d'indiquer, je confeille celui des plantes ameres & acres, telles que l'Abfinthe, le Chardon benit, la petité Centaurée, le Marrhube blanc, la racine de Gentiane, &c.

CHAPITRE XI.

Cure du Vertige qui vient de la foibleſſe des eſprits.

LE ſuc nerveux n'eſt ſi mobile ni ſi aiſé à mettre en déroute que parce que le ſang eſt trop fluide ou trop diſſous; le ſang n'eſt trop fluide & trop diſſous que parce que les fibres ſont trop foibles ou trop lâches : enfin les fibres ne ſont ſi débiles que parce que les liqueurs ne circulent pas avec aſſez de viteſſe: toutes ces choſes ont été clairement

H

prouvées ci-devant : toutes les caufes qui augmenteront la circulation
du fang, fatisferont donc ici à l'indication therapeutique : le frotement,
par exemple, peut furpaffer l'action
des folides les mieux conditionés,
il fait paffer plus vite le fang des arteres dans les veines, & des veines au
cœur : le cœur fe contractant plus frequemment, la même quantité de
fang eft plus fouvent pouffée dans les
arteres, & par conféquent le frotement augmente la circulation,
comme il paroît par le pouls qui re-
double de viteffe, tandis qu'on fe
fait froter ; l'action des fluides fur
les folides eft donc plus frequente,
& par conféquent les folides doivent
réagir plus fouvent fur les fluides.
Or cette réaction n'eft autre chofe
que l'approximation des élemens qui
compofent les fibres, le contact plus
ferré, plus intime des fibres qui en-
trent dans la compofition des vaiffeaux ; d'où il fuit que le frotement

rend les fibres plus folides, plus fortes & plus élaftiques. Or plus les vaiffeaux acquierent d'élafticité, plus ils
font en état de comprimer les fluides
qui circulent dans leur cavité, & il
eft certain que c'eft de cette preffion
que dépend la confiftance du fang &
celle des efprits. Puifque la force de
la circulation rend le tiffu des fibres
fi compaõt, on demande pourquoi
les enfans dans lefquels le fang circule fi promptement ont les fibres fi
foibles & fi lâches : je réponds à cette objeõtion qu'il faut diftinguer la
circulation qui n'eft que prompte ou
rapide, d'avec celle qui eft rapide &
forte. A la verité le fang circule avec
beaucoup de viteffe dans les enfans,
mais comme il eft fort aqueux, il
ne frape que bien foiblement les
parois des vaiffeaux, dont il élude,
pour ainfi dire, la réaõtion ; au lieu
que dans un âge plus avancé, les
liquides fe convertiffans prefque tous
en fang rouge, vont attaquer les vaif-

feaux avec plus de force, & les pro-
voquent ainfi à un combat plus vif
& plus ardent. D'où l'on eft en droit
de conclure que les enfans doivent
avoir les fibres foibles, quoique leur
fang circule promptement, & que
la confiftance des humeurs dépend
de la force avec laquelle les fluides
& les folides agiffent les uns fur les
autres,

L'équitation eft auffi un des
moyens les plus efficaces pour remedier au genre de Vertige dont il
s'agit. Je n'ai prefque rien à ajoûter
à l'éloge que Sydenham en a fait. Je
remarquerai feulement que comme
l'air agit en raifon de fa viteffe, il
n'eft rien de plus falutaire que de
galoper contre le vent. Les vaiffeaux
exterieurs du corps & ceux du poumon fe rafermiffent par-là en peu de
tems d'une façon fort fenfible. Les
Dames qui ne font point dans l'habitude d'aller à cheval, peuvent fe
faire porter en chaife ou en carroffe.

Le mouvement d'un vaiſſeau ſur la mer produit à peu près les mêmes effets. En un mot tous les differens genres d'exercice augmentent la tranſpiration, comme on le voit par l'appetit qu'ils augmentent, & les ſcelles qu'ils diminuent. Ce qui prouve qu'il s'eſt plus ſeparé de chyle des alimens, & que conſéquemment les ſolides ont acquis plus de reſſort. On conçoit à préſent pourquoi les anciens regardoient le frotement & l'exercice comme la baſe de leur therapeutique dans les maux qui proviennent de pure débilité, tels que la Phtiſie, le Rachitis, &c. ceux qui ſeront curieux de connoître les differens genres d'exercice qui étoient autre fois en uſage à Rome, peuvent lire Celſe page 23.

Tous les remedes qui rendent le cours des liqueurs plus rapide ſont donc ſalutaires en ce cas, pourvû qu'en même tems ils ne relâchent pas les fibres, tels que le Thé ou le

Caffé : car quoique ces liqueurs diffipent quelquefois tout à coup de petits nuages de vapeurs, il s'en forme
dans la fuite de bien plus confiderables, comme on le remarque en
Hollande où les femmes font en general plus fujettes à ces maladies que
les Françoifes, parce qu'elles boi-
vent fans cefle du Thé & du Caffé,
& font dans un climat plus humide.

Outre ces préceptes, en voici d'autres plus importans qu'ils ne le paroiffent. Il vaut mieux demeurer au
fecond, troifiéme ou quatriéme étage
qu'au premier ; plus le lieu ou le païs
qu'on habite eft humide, plus il faut
profiter de cet avis. Les vapeurs
groffieres qui s'élevent de terre jufqu'à une certaine diftance relâchent
les fibres. Lorfqu'on demeure à rez-
de-chauffée, le lit où l'on couche
doit être un peu élevé, felon l'ufage
ordinaire des Hollandois qui font
obligés de fe fervir d'une petite
échelle pour y monter. Sans cette

ſage précaution ils ſeroient continuellement comme dans un bain de
vapeurs. La chambre où l'on couche doit être boiſée ſans verny ; le
bois ſec abſorbe l'humidité de l'air
qui voltige ſur la ſurface huileuſe de
la peinture, comme on le voit par
les ſels qui ſe fondent auprés des mu-
railles peintes. C'eſt une remarque
que les Chimiſtes & les Apotiquaires
ont faite il y a long-tems. Les cou-
vertures du lit doivent être chauffées
tous les ſoirs & le lit baſſiné. La chaleur diſſipe les parties aqueuſes qui
ſont entre les élemens fibreux, &
par conſéquent rend les vaiſſeaux
plus ſolides. C'eſt dans ce ſens qu'on
dit que les fiévres ardentes deſſe-
chent & brûlent. Cette précaution
eſt principalement neceſſaire aux Ra-
chitiques. On doit toûjours avoir le
corps un peu ſerré (*) : plus le diametre des vaiſſeaux ſe retrecit, plus
la chaleur s'augmente , parce que la

(a) Boerhaave de Fibră debili & laxâ, Aph. 28. 3.

force du cœur eſt toûjours propor-
tionnelle à la reſiſtance des arteres.
Voilà en même tems la raiſon pour
laquelle la glace rend les mains ſi
chaudes. On ne devroit auſſi porter
en ce cas que des chemiſes de fla-
nelle fine ſeches & toûjours chauffées
avant qu'on les prenne. La toile ne
convient qu'à ceux qui tranſpirent
trop, & il eſt démontré qu'on tranſ-
pire trop peu dans ces maladies. Il
ſuit que l'air eſt d'autant plus ſalutaire
qu'il eſt plus ſec. Enfin pendant tout
le tems de la cure on doit fuir tous
les objets qui tournent en rond &
qui cauſent le Vertige. Ce n'eſt que
lorſqu'on eſt tout à fait rétabli, qu'on
doit peu à peu s'y accoûtumer, jetter les yeux ſur tous les corps mûs
circulairement, regarder de haut en
bas, marcher hardiment dans des
chemins étroits, aller ſur la mer, galoper à cheval en mille ſens differens, &c. je ne doute point qu'en
obſervant exactement ces preceptes
on

on ne gueriſſe parfaitement la plûpart des Vertiges & des vapeurs qui
viennent de la débilité des fibres &
des eſprits. Tant il eſt vrai que la
Medecine n'eſt autre choſe que le
jugement éclairé par la Phyſique.

Si vous trouvez ces principes fon-
dés ſur de juſtes idées de l'œconomie
animale , voici le regime de vivre
qu'il faut ſuivre en conſéquence. 1°.
Pendant tout le tems de la cure , je
conſeille l'uſage du lait , s'il ne s'aigrit point dans l'eſtomach. Le meil-
leur lait eſt celui d'une femme ſaine
qui ne croît plus , qui fait de l'exercice, qui ſe nourrit de bons alimens.
Il faut boire le lait tout chaud ſor-
tant des mamelles, ou teter la nour-
rice auſſi-tôt après ſa derniere digeſ-
tion ; après le lait de femme dont la
nature eſt la plus analogue à la nô-
tre, parce qu'il contient le plus d'é-
lemens terreſtres ou fibreux , le meil-
leur eſt celui d'aneſſe , enſuite celui
de chevre & celui de Vache. Quel-

que lait qu'on prenne , on ne doit point le faire chauffer : l'action du feu change ou altere fa bonne qualité en faifant évaporer fes particules fubtiles & nourricieres.

2°. Les œufs frais fortant du corps de la poule font ici d'un grand fecours. Selon les obfervations du Celebre Malpighi, (ª) le blanc d'œuf frais forme dans l'efpace de vingt-un jours le corps entier d'un poulet par la chaleur naturelle de la poule qui couve l'œuf. La chaleur de l'homme eft femblable à celle de la poule ; le Thermometre de Fahrenheit en fait foi. Il doit donc fe changer dans le corps de l'homme en parties très-folides. D'ailleurs les expériences chimiques que Monfieur Boerhaave (ᵇ) a faites fur la lymphe qui eft la matiere de la nutrition, démontrent clairement la parfaite

---

(a) De ovo incubato & de formatione pulli in ovo.

(b) Element. Chim. T. 2. in Animalia.

analogie de ces deux fubftances. Le blanc d'œuf eft donc une excellente nourriture dans la débilité des fibres & des efprits, principalement fi on le délaye encore chaud dans de l'eau & du lait fans l'approcher du feu.

3°. Les boüillons de viande font auffi d'un bon ufage ; l'animal dont on prend la chair pour les faire, doit être jeune, fain, & doit avoir fait de l'exercice. Après avoir entiérement dégraiffé la viande, on la coupe par petits morceaux, & on la fait cuire dans la machine de Papin ou dans toute autre femblable, afin que le fuc de la viande le plus fubtil & le plus nourriffant ne fe diffipe point.

4°. On ne doit fe fervir que de pain qui a bien fermenté & qui eft bien cuit, parce qu'il perd par-là fa vifcofité qui relâche les fibres & le rend indigefte. On peut le préparer de bien des façons, en panée, en roties avec du vin, en gelée, en crême, &c.

5°. La boiſſon doit être de la Bierre , que les Hollandois nomment
Brunſwick ou du Vin; l'eau la plus
legere eſt toûjours plus peſante que
le vin , parce qu'elle contient plus de
parties Heterogenes : elle doit donc
relâcher ou affoiblir les fibres , &
ainſi tous les alimens aqueux & gras
ſont contraires au mal dont il s'agit.
Au contraire l'eſprit qui eſt contenu
dans le vin donne de la ſolidité aux
vaiſſeaux juſqu'au point de les ra-
cornir enfin , comme on le remarque dans les cadavres de ceux qui
ont bû beaucoup de liqueurs fortes
& ſpiritueuſes. Cette boiſſon doit
donc être priſe moderément. Il faut
imiter la nature qui a percé les pa-
pilles des mamelles de très-petits
trous afin que les enfans ne puſſent
pas teter à la fois une trop grande
quantité de lait. Mais pour que le
vin faſſe plus d'effet dans l'eſtomach ,
& ne paſſe pas ſi vite dans les ſecon-
des voyes , il faut en faire des roties

avec de la canelle & un peu de fu-
cre. J'ai guéri des femmes très-dé-
licates, Hyſteriques & Vertigineuſes
par l'uſage prudent de ce Cardiaque
qui feroit bien plus recherché, s'il
étoit moins commun.

Pour ce qui regarde les remedes
Pharmaceutiques, il n'en eſt point
fans doute de plus efficace en ce
cas que la Limaille d'Acier; on n'en
preſcrit l'uſage qu'après avoir bien
préparé les premieres voyes; les expériences Chimiques de Mr. Boerhaave fme font croire avec raiſon
que ſon Souffre Metallique ſe diſſout
& s'abſorbe par l'acide, dont le ventricule des perſonnes foibles eſt neceſſairement rempli, & qu'il y produit un eſprit fort chaud qui n'eſt
du tout point acide. Tout le monde
fçait que le Mars contient encore
un autre principe qui eſt le plus aſ-
tringent & le plus conſolidant de
tous les corps. Toutes les fois qu'une
fille affligée des pâles couleurs en

ufe, fon pouls devient élevé & plus prompt, les parties extérieures de fon corps s'échauffent, fon vifage prend une couleur vive & vermeille, d'où il fuit que les vaiffeaux ont acquis par ce remede plus d'élafticité, & les fluides plus de confiftence. C'eft ainfi que le Mars donne aux vifceres la force de changer le chyle en fang rouge, fur tout·fi en ufant de ce grand remede, on fait tous les jours un peu d'exercice. Car j'ai fouvent remarqué que fans cela ce même mal fe regeneroit peu de tems après avoir difparu. Les Vapeurs & les Vertiges qui viennent de la pure débilité des fibres fe diffipent par l'ufage du même remede. Mais il faut des mains prudentes pour l'adminiftrer, & bien connoître le tempérament de ceux à qui on l'ordonne.

Ceux qui aiment les formules toutes faites en trouveront ici plufieurs dont je me fuis fervi avec fuccès.

℞. D'Opiate de Rofmarin, une once.

De Cachou à la Violette, deux dragmes.

De Maftic, une demie dragme.

De Gelée de Coings, une once.

Mêlez le tout avec S. Q. de Syrop de Myrte ; la doze de cette Opiate eft une demie dragme ou une dragme de trois heures en trois heures.

℞. D'Ecorces de Tamarifc,

De Canelle,

De Quinquina,

De Fleurs de petite Centaurée, parties égales, une demie once.

De Pierre Hematite , une demie dragme.

De Limaille d'Acier, fix dragmes.

De Sauge,

De Stécas Arabique, parties égales, une once.

De Vin d'Efpagne deux pintes & demie.

Laiffez le tout en digeftion pendant deux ou trois jours, vous aurez du Vin fort agréable au goût & excellent dans l'Hydropifie, le Verti-

ge, les Vapeurs & les Pâles Couleurs. La doze de ce Vin est trois
verres par jour.

Ou enfin,

Prenez des feüilles de Lavande,

De Rosmarin,

De Marjorlaine,

De Sauge,

De Stécas Arabique, &c. parties égales, une demie poignée.

Il faut que ces feüilles soient très-
seches avant que de les pulveriser,
on fume de cette poudre comme
du Tabac, & on fait passer la fumée
par le nez; cette fumée qui est agréable à l'odorat fortifie la membrane
pituitaire de Schneider & le poumon : ainsi elle convient non seulement dans le relâchement des fibres, mais dans les rhûmes du cerveau improprement dits qui causent
eux-mêmes quelquefois le Vertige,
comme il est aisé de le concevoir.

Voilà un assez grand nombre de
formules ; il est aisé d'en faire & de

les varier à l'infini, quand on connoît parfaitement les causes & les signes des maladies, quand on sçait dévoiler les diverses formes sous lesquelles elles semblent se cacher, débroüiller leurs complications & interpréter, pour ainsi dire, le langage équivoque de la nature. Sans cela il est impossible d'être heureux dans la pratique. L'expérience même la plus consommée n'est qu'une routine incertaine, pour ne rien dire de plus, quand elle n'est pas dirigée par les lumieres de la Physique, par une étenduë de genie capable de combiner plusieurs symptômes, de rassembler sous un seul point de vûë une foule d'idées à la fois, & en un mot par cet esprit de discussion qui est la clef de toutes les sciences.

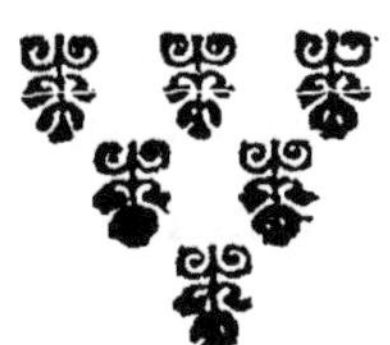

CHAPITRE XII.

Des causes sympathiques du Vertige.

JE vais entrer dans le détail des causes sympathiques du Vertige.

1°. Lorsqu'il y a long-tems qu'on a mangé, le pilore est flasque & relâché, par conséquent s'il y a des vers dans les intestins, ils n'auront pas de peine à monter dans l'estomach. Voilà une cause frequente des convulsions, du Vertige & de l'Epilepsie des enfans. Ainsi lorsque ces maux paroissent après une trop longue abstinence, ou lorsqu'on a lieu de soupçonner des vers, on doit employer des Anthelmintiques ou de forts purgatifs.

2°. La bile monte aussi dans l'estomach après des jeûnes trop rigoureux, elle y est continuellement exposée à l'action de l'air qui devient

tiéde dans fon paffage, il n'eft donc
pas furprenant qu'après avoir féjour-
né quelque tems dans un vifcere
auffi chaud & auffi proche du cœur,
elle s'y brûle , comme parle Duret
(a), s'y putrefie, s'y alcalife; ce qui
produit des exhalaifons corrompuës
qui irritent les nerfs de l'eftomach,
& par conféquent ceux du cerveau
qui leur font continus. En ce cas il
faut avoir recours à l'Oximel, à la
créme de Tartre, au Sel Polycrefte,
au Tartre vitriolé , aux Tamarins,
&c. vomitif, purgatif, tout doit être
antifeptique, il faut, pour ainfi dire,
baigner le corps dans de l'acide.

3°. La colere & la fureur produifent les mêmes effets , ces paffions
agiffent avec violence fur les conduits biliaires qui s'ouvrent dans le
duodenum. Ainfi la bile doit monter dans le ventricule & s'y corrom-
pre. Ce qui prouve qu'Homere,
Hippocrate , &c. n'avoient pas rai-

(a) Duret. in coac. Hippocrat.

fon de regarder la bile comme la fource de ces paffions.

4°. Voici une nouvelle fource de calamités. Pour peu qu'il fe trouve d'acide dans l'eftomach, le lait s'y coagule. La partie coagulée ne pouvant paffer par le pilore, féjourne dans la cavité de ce vifcere & s'y aigrit. La même chofe arrive, à mefure qu'on prend de nouveau lait. Il n'y a que fa ferofité qui s'échappe dans les fecondes voies, fa partie cafeufe s'unit à celle qui y eft reftée & s'aigrit encore. Ainfi l'eftomach fe trouve enfin farci de fromage aigre. Voilà une nouvelle caufe des convulfions Vertigineufes & Epileptiques des enfans.

Parcourons les autres caufes fympathiques qui ont leur fiége dans l'eftomach. Lorfqu'on a trop mangé, fes principaux vaiffeaux font accablés par le poids des alimens, par conféquent ils perdent beaucoup de leur diametre. Or cela ne peut

arriver que le cours du sang n'y soit
interrompu ; ainsi il n'y a que les
rameaux qui rampent au tour de ses
orifices dans lesquels la circulation
soit libre. Tout le sang & tous les
esprits qui étoient auparavant distri-
bués par tout ce viscere, doivent
donc se porter avec impetuosité vers
ces deux ouvertures, ce qui fait
qu'elles se contractent avec violence
& se ferment spasmodiquement. Que
devient alors la matiere dont le ventricule est surchargé ! elle s'échauffe,
se rarefie, se putrefie. Il sort de son
sein des vapeurs putrides qui irritent
les nerfs du ventricule ou se portent
au cerveau par la circulation. D'ailleurs ceux qui connoissent la situation
de l'Aorte, ne peuvent douter qu'elle
ne perde de son diametre par la pres-
sion de ce viscere, d'où il suit qu'il
monte d'autant plus de sang à la tête
qu'il en va moins aux parties inferieures ; ce qui forme un Vertige plethorique, auquel les gens de lettres sont

principalement fujets, parce qu'ils écrivent ou s'appliquent à l'étude auffi-tôt qu'ils font fortis de table.

Les effets de la crapule font femblables à ceux de la gourmandife. Le ventricule étant dilaté au de-là de fes forces naturelles, le pilore fe bouche fi exactement, qu'il ne laiffe pas paffer une feule goutte de liqueurs dans les inteftins. Voilà la caufe de mille maux dangereux. Le Vertige & l'Apoplexie ne paroiffent que comme les avant-coureurs d'une mort certaine. Ce que je dis ne regarde pas feulement l'excès du vin, mais l'excès du cidre, de la bierre, du petit lait, de l'eau commune froide ou chaude, du thé, du caffé, des eaux minerales, &c. une trop grande quantité de liquide quelqu'il foit excite des Vertiges crapulaires plus dangereux que ceux qui viennent de l'yvreffe, car ceux-ci difparoiffent auffi-tôt que tout l'efprit du vin fuperflu s'eft exhalé, & que

par conséquent les solides & les liquides ont repris leur juste équilibre.
C'est pourquoi le sommeil seul dis-
sipe toutes les illusions de l'yvresse,
à moins qu'il n'ait resté de mauvaises
humeurs dans l'estomach.

Une épingle, une éguille, un mor-
ceau de verre, ou de cristal, un
noyau, une petite pierre, des gru-
meaux de sang : en un mot toute
matiere qui bouche le pilore, peut
causer le Vertige & ses plus cruels
symptômes. Vanhelmont (a) raconte l'histoire de son coq qui couroit
de côté dans sa cour, tomboit souvent en arriere, ne se relevoit que
pour aller donner contre une porte
des coups violens de sa crête & de
son front, & mourut ainsi dans un
accès terrible de Vertige. On l'ou-
vrit, & l'on ne trouva d'autre cause
d'une mort si extraordinaire qu'un
petit cailloux qui bouchoit exactement le pilore. Cet Auteur raconte

(a) J. B. Vanhelm. *Pylorus Rector.*

plufieurs autres faits qui confirment celui-ci. Ruifch fait mention d'une jeune fille qui mourut après avoir avallé une éguille qui s'arrêta au pilore. Prefque tous les livres font remplis de pareils faits.

Je n'ai garde de paſſer fous filence la rarefaction de l'air dans le ventricule. J'entens non feulement l'air que nous refpirons, mais celui qui eft contenu dans les alimens, & qui en fort par la chaleur des parties où ils fejournent. Cette rarefaction eft quelquefois fi confiderable, qu'elle caufe de violens Vertiges aufquels les Vieillards font principalement fujets, parce qu'ils font remplis de vents ; en ce cas il fuffit de relâcher les parties contractées, ou d'élargir leur diametre par des remedes huileux & aqueux. Le canal étant ouvert depuis la bouche jufqu'à l'anus, vents, pets, rots, borborygmes, tout l'air rarefié s'échape par l'une ou l'autre extremité. C'eft pourquoi je ferois

affez

aſſez de l'avis de Vanhelmont qui a plus de foi dans cette dilatation des conduits que dans tous les prétendus carminatifs.

Voici une belle obſervation d'Aretée. (a) Lorſqu'un abcès du foïe vient à s'ouvrir, on eſt ſujet au Vertige & à ſes plus cruels ſymptômes. C'eſt ici qu'il faut beaucoup de jugement & de penétration pour découvrir la cauſe des triſtes cataſtrophes qui ſurviennent. Si on les attribuë à quelque cauſe idiopathique, on ordonnera des ſaignées qui feront perir le malade, tandis qu'il ne s'agit que de purger entiérement cette vomique. Car on a beau faire, aucun ſymptôme ne ſe diſſipe que lorſqu'on en a fait ſortir tout le pus qu'elle contient. Ce qu'on dit du foïe peut s'appliquer à tout autre viſcere. Jugez combien cette obſervation eſt utile dans la pratique. Liſez l'ancien Auteur que je viens de citer, c'eſt

____

(a) Aret. pag. 117. 118.

K

le plus parfait écrivain, & l'obſer-
vateur le plus exact qu'on ait vû depuis Hippocrate.

La Peripneumonie n'eſt jamais
plus dangereuſe, que lorſqu'elle eſt
accompagnée du Vertige. Mais ce
ſymptôme ne vient certainement pas
des vapeurs qui s'élevent du poumon au cerveau, comme on ſe l'i-
maginoit avant Harvée ; depuis que
cet Illuſtre Auteur a découvert la
circulation, on ne peut douter que
l'inflammation des arteres capillaires
du poumon n'empêche une partie
du ſang de paſſer dans le ventricule
gauche ; ainſi il doit s'accumuler
dans le ventricule droit, dans la veine
cave, dans les jugulaires, & par conſéquent dans le cerveau ; de ſorte
qu'enfin les carotides & les arteres
de l'œil venant à ſe gonfler, les Pe-
ripneumoniques ſont ſaiſis du Vertige le plus violent. On peut être
pris du Vertige pour la même raiſon en faiſant de grands efforts pour

porter des poids confiderables, car la grande quantité d'air qu'on retient alors dans le poumon empêche l'action de ce vifcere, & comprime l'artere pulmonaire. Ainfi le fang n'y pouvant circuler qu'avec peine, s'amaffe dans le cerveau, comme je viens de le dire. Voilà en paffant une des caufes de la colique nephretique ou de l'inflammation des reins ; car le fang qui s'étoit accumulé dans le poumon pendant tout le tems de l'infpiration, eft pouffée après l'expiration avec tant de force dans le ventricule gauche, & dans l'Aorte qu'il fe fait paffage dans les petits vaiffeaux des reins, les dilate & les enflamme d'autant plus qu'ils lui refiftent moins. Il eft aifé de concevoir à préfent pourquoi on peut être pris du Vertige à force de courir, de retenir fon haleine, d'éternuer, d'avoir le col ou la tête ferrée.

La maladie nommée Cholera (a),

(a) Aretæus, p. 141.

l'affection Hyfterique & Hypochon-
driaque, de violentes palpitations (b)
du cœur, du fang grumelé (c) dans
l'eftomach, le rhûme du cerveau
improprement dit, un Polype, l'Hydropifie Afcite, la Groffeffe, l'ufage
de l'Opium (d) de petits vers ca-
chés dans les replis de la membrane
pituitaire de Schneider, certains
vents (c), certaines faifons, la Ciguë aquatique, la moindre particule
de venin, un ulcere (f) dans les inteftins: voilà les principales caufes
du Vertige Sympathique. En un mot
pour faire une petite recapitulation
de tout ce qui a été dit ci-devant, il
faut conclure que tout ce qui affoiblit, épuife, trouble ou fixe les efprits; que tout ce qui irrite ou comprime mediatement ou immediatement les nerfs ou la fubftance du cerveau, & enfin que tout ce qui empêche le fang de circuler par les partics

(b).Aret. p 16. (c) p. 17.　(e) Hippocrat. Sect. 5.
(d) Morton de Febribus　Aph. 5. 17. 23.
in genere, p. 32.　　(f) Aretæus, p. 61.

inferieures, peut caufer le Vertige. Il eft à propos de remarquer que de deux Vertiges, il y en a un qui vient de quelque dérangement de l'eftomach. Vanhelmont (a) a fait de grands efforts pour prouver cette verité qui étoit connuë de prefque tous les Medecins qui l'ont précedé.

Voilà l'hiftoire generale d'un mal très-frequent & peu connu; tous les Auteurs qui en ont écrit font à peine dignes d'être lûs, excepté l'élegant Aretée & le fubtil Bellini qui m'ont fervi de guides : encore, j'ofe le dire, ni l'un ni l'autre n'en a traité affez au long ni avec affez de méthode. Si les jeunes Etudians en Medecine retirent quelque fruit de ce petit Ouvrage, je croirai avoir bien profité de l'heureux loifir dont un jeune Medecin joüit long-tems avant que la pratique le détourne tout-à-fait de l'étude de fa profeffion.

(a) Vanhelm. *Pylorus Rector*, N. 24.

F I N.

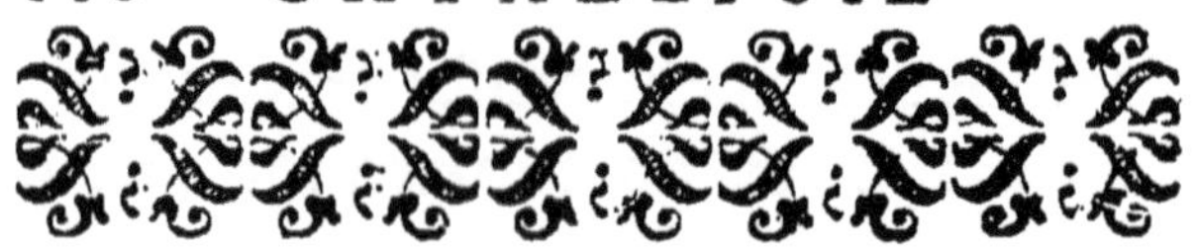

DESCRIPTION

D'UNE CATALEPSIE

HYSTERIQUE.

HELEINE Renault de St. Malo, âgée de 17. ans, & Olive sa sœur aînée furent attaquées, l'une le 11. & l'autre le 15. du mois de Mars dernier, d'une affection Hysterique causée par la suppression de leurs regles. L'aînée n'en eut que cinq ou six accès consecutifs & fut bientôt radicalement guerie, grace aux Emmenaguoges & aux Hysteriques que je lui fis prendre, & qui lui rendirent ses menstruës : la cadette ne fut pas si heureuse, les remedes qui rétablirent sa sœur ne firent qu'irriter son mal. Après dix ou douze accès qui ne furent qu'Hyſteriques, elle tomba dans une veritable & parfaite Catalepſie, ſymptôme de vapeurs, metamorphoſe nouvelle, dont aucun Auteur que je ſçache n'a fait mention. Les doigts, les phalanges des doigts, le poignet, l'avant bras, le bras, les yeux, la tête, tout reſtoit immobile, dans la ſituation où l'on s'aviſoit de la mettre ; en un mot ce ſpectacle étoit ſi effraïant, que la mere de la malade fut priſe d'un violent accès Hyſterique la premiere fois qu'elle vit ſa fille en cet état. Outre ces accidens communs aux Cataleptiques, l'odorat de celle-ci avoit un ſentiment exquis ; quelqu'odeur ſpiritueuſe un peu forte qu'on approchât à un ou deux pouces de ſa narine droite, elle ſe jettoit du côté gauche, ſi on l'approchoit de l'autre narine, elle ſe retournoit avec force du côté droit : ſi l'on ôtoit la main avec laquelle elle tenoit fortement ſon nez, elle y portoit l'autre avec une viteſſe incroyable, si l'on ôtoit encore celle-ci, la premiere qui étoit restée suspenduë ne sembloit l'être que pour défendre plus promptement cet organe ennemi déclaré de toutes sortes d'odeurs fortes, & principalement de l'esprit volatil de Sel Ammoniac qu'elle sentoit à plus de dix pieds de distance de son lit. Lorsqu'on l'approchoit d'elle un peu plus près, elle se couvroit le visage de son drap ou se cachoit sous la couverture par je ne sçai quel instinct ou perception qui la servoit sans le consentement de sa volonté : on n'avoit même qu'à prononcer le nom de cet esprit, la voilà sur ses gardes, comme ces fous que certains mots mettent sur leur folie. Enfin si l'on venoit armé d'une plume trempée dans cet esprit pour violenter son nez & la faire ainsi revenir ; elle poussoit des cris affreux, sans les entendre ; il lui prenoit des convulsions violentes, des transports de colere

lere & de rage, trois hommes ne pouvoient alors la tenir, elle qui avant l'accès avoit à peine la force de parler. Ce qui prouve évidemment que quoique les esprits volatils diffipent pour l'ordinaire la Catalepfie préfente, ils font toûjours nuifibles dans les maladies des nerfs par la grande irritation qu'ils leur caufent ; & par conféquent lorfqu'un Medecin aura à traiter une Catalepfie Hyfterique comme celle-ci, il ne doit point fe fervir d'efprit auffi violent pour diffiper le Paroxifme actuel. J'ai remarqué que la fumée d'une carte allumée faifoit le même effet fans aucun danger.

Notre malade eut pendant l'efpace de deux mois plus de vingt accès de cette Catalepfie que j'appelle Hyfterique, parce qu'en effet elle fuccedoit toûjours à l'affection Hyfterique : à mefure que fon oppreffion diminuoit, fes yeux paroiffoient plus fixes, & en même tems qu'elle

L

cessoit, il lui prenoit ordinairement un petit Vertige tenebreux qui la faisoit doucement tomber sur son oreiller. Quelquefois cependant sa Catalepsie étoit accompagnée de la suffocation uterine à laquelle on voïoit souvent succeder de violentes convulsions, & un délire bien plus spirituel que l'état sain. Il arrivoit aussi de tems en tems qu'elle rêvoit durant son accès de Catalepsie, il étoit alors assez plaisant de voir cette jeune fille assise dans son lit, le tronc immobile, la tête panchée, les yeux tournés de tous les côtés qu'on s'avisoit de les tourner, les bras fléchis & suspendus, soûrire agreablement avant que de parler, comme une statuë à ressorts susceptible de toutes sortes de mouvemens. Après chaque accès, elle joüissoit d'une Apurexie semblable à celle des fiévres intermittentes, & se portoit si bien qu'elle se flatoit toûjours de ne plus retomber ; cependant la moindre

frayeur, une mauvaife nouvelle, le
plus petit fujet de melancolie ou de
colere, la moindre odeur puante &
Hyfterique, telle que celle du Caf-
toreum ou de la Rhuë, reveilloient
ce genre de mal, & même en ac-
celeroient le Paroxifme.

Après tous ces accès de Catalepfie Hyfterique, la malade eut pendant près de deux (ᵃ) mois un heureux intervalle que le lait de chèvre,
l'air de la campagne, & principalement l'exercice, lui procurerent.
Mais elle fut à peine de retour en
Ville que la Catalepfie reparut, fans
être comme auparavant précedée de
l'affection Hyfterique, mais avec
d'autres fingularités remarquables.
Elle commençoit toûjours par tomber en foibleffe, & quelquefois en
fyncope. Lorfque dans cet état on
s'avifoit de la picquer pour la faire
revenir, ou de lui faire fentir quelqu'odeur puante, elle devenoit Ca-

(ᵃ) Juin & Juillet.

taleptique, mais pour l'ordinaire de la moitié du corps feulement. On l'a vûë auſſi tomber d'elle-même dans cette demie Catalepſie qui étoit plus ou moins parfaite. Enfin ce mal qui change de face, comme un Protée, prit une nouvelle face bien plus dangereuſe que les précedentes, je parle de l'Apoplexie. Le premier accès dura trois jours entiers avec des convulſions ſi violentes de la machoire inferieure, qu'on ne voyoit point les dents de cette machoire, & que par conſéquent on ne pouvoit rien lui faire avaler ; elle n'a eû depuis le mois d'Aouſt que deux legeres attaques de cette Apoplexie Cataleptique.

Voilà l'hiſtoire de la maladie d'Heleine Renault ; je n'avance rien qui ne ſoit exactement vrai, & que la plûpart des Medecins de Saint Malo n'ayent vû. Ceux qui ſeront curieux de connoître les differentes cauſes Phyſiques de la Catalepſie proprement dite, peuvent confulter Bellini. C'eft à mon avis celui qui les a le mieux expliquées. Pour la Catalepfie Hyfterique dont il s'agit, je ne connois point d'Auteur qui l'ait décrite. Toutes les Hiftoires de Catalepfie qu'on trouve à la fuite de la differtation de Dionis *fur la mort fubite* ne reffemblent point à celle-ci, comme on en peut juger. On trouve auffi dans plufieurs Auteurs l'explication des caufes & des effets de l'affection Hyfterique, qu'il fuffit de coudre avec celle que Bellini a faite de la Catalepfie, pour comprendre ce qu'il y a de plus merveilleux en apparence dans ce recit. Au refte ce merveilleux n'eft que pour ceux qui ignorent jufqu'à quel dégré peut aller le dérangement de notre machine ; car ceux qui font éclairés des lumieres de la Phyfique penferont tout autrement, perfuadés que tous les mouvemens du corps humain qui paroiffent le plus tenir du prodige,

ne se font que par des loix pure-
ment naturelles , quoiqu'il faille
avoüer que les plus habiles font sans
doute fort éloignés de la parfaite con-
noissance de ces loix.

Sans me répandre en de vains rai-
sonnemens qui me meneroient trop
loin, je me contenterai donc de
marquer ici ce que j'ai observé dans
la cure de ce genre de mal. 1°. On
a employé inutilement tous les remedes capables de faire revenir les
regles de la malade. 2°. Tous les An-
tispasmodiques fetides recomman-
dés par tous les Medecins dans la
cure des vapeurs, nous ont toûjours
paru fort nuisibles. 3°. On a tiré en-
viron quinze ou seize livres de sang
dans le cours de la maladie, tant du
bras & du pied , que de la gorge
& du nez. 4°. Tous les remedes
aqueux ont eû des effets salutaires.
5°. Le Syrop de Karabé Narcotique
donné à propos, a souvent calmé
presque tout à coup l'Erethisme des

nerfs & l'Ataxie des efprits. 6°. La malade a eû pendant deux mois, depuis fon dernier accès, une efpece de diarrhée entretenuë par de legers purgatifs, à laquelle elle attribuë fa guerifon ; en effet je ne doute pas que cette évacuation n'y entre pour beaucoup , & on peut, ce me femble , en inferer que les purgatifs, & principalement les Hydragogues conviennent dans ces fortes de maladies. 7°. On a toûjours mis en ufage un regime de vivre fort humeſtant.

Voilà en peu de mots la methode Therapeutique qu'on a fuivie. La malade paroît joüir d'une fanté parfaite, quoique fes regles ne foyent point encore revenuës. C'eſt pourquoi on met actuellement en œuvre tous les moyens capables de les rapeller, afin que la curation foit radicale.

L iv

LETTRE

A MONSIEUR

ASTRUC.

Monsieur,

LA critique que vous avez fait
de ma Diſſertation ſur les Maladies Veneriennes, a ſans doute déja formé contre moi des préjugés
qu'il m'eſt important de détruire.
C'eſt dans cette idée que j'entreprens
de me juſtifier.

1°. Vous dites (a) que Monſieur
Boerhaave n'établit pas toûjours le

(a) De Morbis Venereis, p. 155.

fiége du venin venerien dans la
graiffe, & que vous n'avez rien lû
dans toute la Préface de l'Aphro-
difiacus qui foit en faveur de cette conclufion , que je tire dans
la troifiéme page de mon difcours
préliminaire ; il ne faut cependant
qu'un peu d'attention pour en convenir. La defcription exacte que
Monfieur Boerhaave (a) fait & qu'il
dit être obligé de faire du Pannicule
adipeux pour expliquer fon fyfteme
fur la Verole, la membrane cellulaire de Ruifch qui environne les
glandes de Cowper, les Proftates,
les Veficules feminales, &c. & qui,
felon lui (b), fert de fiége aux differentes efpeces de Gonorrhées, les
fignes qu'il donne (c) pour faire
connoître fi le venin eft répandu
dans toutes les cellules adipeufes,
enfin la cure qu'il fait (d) confifter à
évacuer jufqu'à la derniere goutte

(a) Aph. Præf. p. 6.   (c) Pag. 17. 18.
(b) Pag. 15, 16.   (d) Pag. 18. 19.

d'huile infectée, tout manifeste qu'il prétend que le mal venerien n'a point d'autre siége que la graisse. Telle est son opinion : elle saute aux yeux presque à chaque page. Aussi, quoi-qu'elle soit peu conforme à la vôtre, il paroît que vous n'avez pû long-tems vous la dissimuler. Les propres paroles de Monsieur Boerhaave que vous raportez (∗), & les efforts que vous faites pour les réfuter vous trahissent malgré vous, & font aper-cevoir en même tems une contra-diction assez singuliere. Car pour-quoi disputer contre un fait qu'on nie ?

2°. Je ne sçai pourquoi vous croyez (ᵇ) que j'attribuë la pre-miere origine de la Verole au com-merce impur d'une Courtisane de Valence avec un Lepreux. Il falloit que vous eussiez l'esprit bien occupé de l'opinion de J. Manard pour me la donner gratis ; car j'en suis éloigné

(a) Pag 556.　　　I　　(b) Pag. 564

toto Cælo. Je ne raconte ce fait (a) que pour faire mention des progrets de la contagion Venerienne. En effet, il s'agit d'une fille de joye qui donna la Verole à un Lepreux. Elle l'avoit donc, comme M^r. Freind le pense (b) : la conséquence est claire, & il n'y a aucune contradiction avec ce que je dis (c) : j'en fais juges tous mes lecteurs ; je suis persuadé qu'ils conviendront aussi que vous n'êtes pas plus fondé à inferer (d) que je rejette tous les calmans, les rafraichissans, les Anodyns dans la cure de la Gonorrhée, & que je préfere le Turbith mineral. Je n'en dis pas un seul mot en ce cas ; si je le conseille, c'est seulement lorsqu'il se forme des Verruës Veneriennes dans l'Urethre. Voilà trois points essentiels dans lesquels j'ai eû le malheur de n'être point entendu. Ce qui me

---

(a) Diss. sur les Mal. Vener. pag. 39.
(b) Hist. de la Med. Tom. 3. pag. 198.

(c) Pag. 14. 15. 16.
(d) M. Astruc tire cette conseq. des p 69. 83. 84. de ma Dissert.

confole, Monfieur, c'eſt que ceux qui m'ont lû avec plus d'attention, me rendent plus de juſtice.

Je paſſe aux raiſonnemens que vous faites (*) ſur la vertu du Mercure. Vous accordez qu'il guérit radicalement la Verole lorſqu'elle infecte des lieux où ſe trouvent des arteres dans leſquelles la circulation ſe fait avec aſſez de viteſſe. Or, ditesvous, il n'y a aucune partie vivante dans tout le corps où l'on ne trouve de telles arteres : donc le Mercure eſt toûjours efficace dans la cure de la Verole. Permettez-moi, Monfieur, de vous faire confiderer la membrane cellulaire de la verge. Les humeurs y circulent-elles aſſez vite, pour que le Vif-argent gueriſſe les Gonorrhées qui y ont leur ſiége ? Non ſans doute. Vous en convenez vous-même (b). La moëlle des os qui eſt filtrée par les vaiſſeaux du perioſte n'eſt-elle pas en quelque ſorte hors

______

(a) Pag. 145. 146. | (b) Pag. 145. N. 4.

de la circulation, dès qu'elle eſt une
fois dépoſée dans leurs cavités ou entre leurs lames? Le reſſort des vaiſſeaux, des petits oſſelets du nez eſt-
il aſſez fort pour reſoudre le Vif-
argent en ſes Atomes ? Or , ſelon
vous - même , cela eſt abſolument
neceſſaire pour qu'il puiſſe diviſer
à ſon tour les liqueurs infectées ,
& les rendre aſſez fluides pour pouvoir être évacuées. Par conſéquent
ſi le vomer, par exemple, a une
lame cariée, ce foſſile ne pourra la
détacher des autres lames voiſines
vivantes. Il ne ſuffit donc pas qu'il
agiſſe par ſa ſeule peſanteur. Si le vi-
rus eſt dans des lieux ſi éloignés du
cœur que ſon action s'y faſſe à peine
ſentir, il bravera, pour ainſi dire, le
Mercure avec toute ſa vertu.

Le Gayac en décoction eſt ſans
doute bien plus efficace, comme il
paroît par la propre expérience de
Hutten, & les obſervations de Monſieur Boerhaave ; c'eſt une verité

que vous n'avez pû éluder qu'en les confondant (ᵃ) enſemble avec plus d'adreſſe que de bonne foi pour donner lieu à une conjecture qui paroît peu fondée.

Pour ce qui regarde les frictions mercurielles, vous prétendez (ᵇ), Monſieur, qu'on peut déterminer exactement la quantité de Mercure qui entre dans les vaiſſeaux, en conſiderant. 1°. La grandeur ou l'étenduë de la partie qu'on frote. 2°. La fineſſe, la propreté ou la chaleur de la peau. 3°. La quantité de Mercure mêlé avec l'onguent. 4°. La pureté, la mobilité de ce foſſile. 5°. La force du frotement, le tems qu'il dure, &c. Les conditions de la peau, ſelon vous, ſont donc en raiſon compoſée de l'étenduë, de la propreté & de la chaleur de la partie frotée: celles du Mercure ſont auſſi en raiſon compoſée de ſa quantité, de ſa mobilité, de ſon mouvement, &c.

(a) Pag. 145.   I   (b) Pag. 131.

C'eſt ainſi, ajoûtez-vous, qu'on peut juger de la quantité de Vif-argent qui entre dans le ſang par les frictions, en faiſant attention à la raiſon compoſée des deux raiſons compoſées. Penſez-vous donc, Monſieur, que ce froteur dont vous ne dirigez pas la main, puiſſe obſerver des combinaiſons qu'il n'entend pas, & que le plus ſçavant Geometre ne pourroit ſuivre exactement ? Vous-même qui les avez faites ſi ingenieuſement, vous vanteriez-vous de pouvoir ſûrement prédire par là qu'il en reſulteroit une ſalivation qui ne ſeroit ni trop ni trop peu abondante : la differente combinaiſon de ces conditions ne produit-elle pas ſouvent plus d'effet avec une petite qu'avec une grande quantité de Mercure ? Quand même on ſeroit ſûr qu'il y auroit 125000. pores dans un petit eſpace de la peau qu'un grain de ſable pourroit couvrir, comme ſe l'eſt imaginé celui qui a

vû la cause des Fiévres au travers
d'un microscope, il faudroit encore
sçavoir, 1°. Combien il y auroit de
ces petits espaces dans toute l'étenduë de la partie qu'on frote. 2°. Mul-
tiplier les pores connus dans tel espace par le nombre des autres espaces enfin découverts, pour connoître le nombre infini de pores de la
partie frotée. 3°. Il faudroit sçavoir
combien il entre d'Atomes mercu-
riels par chaque pore, ou de Mercure par tous les pores ensemble.
Mais comme le Mercure entre par
les pores de la peau, proportionellement à leur diametre, il suit que
votre régle est incertaine. Il faut
convenir que vous ne la donnez
pas pour geometriquement sûre. Aussi, si j'y trouve à redire, souvenez-
vous, je vous prie, que vous m'avez
reproché plûsieurs fautes d'impression très-sensibles. C'est une petite
vengeance pardonnable.

Enfin, Monsieur, vous prétendez

dez qu'on peut guerir la Verole
fans la falivation. C'eft un fait, ditesvous, d'expérience fouvent réïterée.
Mais par malheur combien de celebres Praticiens, tels que Sydenham,
Freind , Boerhaave , &c. difent le
contraire! » *Les Medecins de Montpel-*
» *lier*, dit Monfieur Freind (a), *ont*
» *beau vanter leurs onguents & toutes*
» *leurs preparations mercurielles , lorfque*
» *ces remedes ne font du tout point ou*
» *ne font point affez faliver, la cure du*
» *mal n'eft que palliée. Nous avons fou-*
» *vent pratiqué leur methode , mais nous*
» *n'avons jamais eû lieu d'en être fa-*
» *tisfaits.* » Rien ne fait plus de tort
à la Medecine que cette contradiction des plus grands Medecins, en
ce cas, comme en bien d'autres. Ce
qu'il y a de certain, c'eft que le Vif-
argent, par quelque voye qu'il entre
dans le corps, produit naturellement
la falivation. Donc fi on détermine
l'effet de ce remede par les felles,

(a) Hift. de la Med. Tom. 3. pag. 273.

M

on s'oppofe, pour ainfi dire, à l'in-
tention de la nature & du remede
qui femblent affecter de concert
d'évacuer les humeurs veroliques par
la bouche. D'où il fuit que cette derniere methode n'eft point genera-
lement bonne ; & qu'ainfi on ne doit
s'en fervir qu'en certains cas parti-
culiers.

Voilà, Monfieur, ce que j'ai crû
devoir vous répondre pour me jui-
tifier aux yeux du public. Au refte
j'ai lû votre Livre avec beaucoup
de plaifir. C'eft l'ouvrage le plus
complet que nous ayons en ce genre,
& il n'eft fans doute rien de plus curieux que l'hiftoire que vous faites
de l'origine & des progrets du mal
Venerien. Je fuis cependant fâché
que malgré l'envie que vous aviez
de ne vous diffimuler aucun des ar-
guments qu'on peut faire contre notre opinion, vous ayez oublié ceux
qu'on tire ordinairement du XV.
chapitre du Levitique, & n'ayez pas

réfuté plus au long le fysteme plau-
fible du fçavant P. Calmet. Comme
fes deux Differtations fur la Lepre des
Juifs, & fur la maladie de Job font
inferées dans les Commentaires fur
la Bible que peu de gens font en état
d'avoir, on eût été charmé d'en
trouver l'analyfe critique dans votre
excellent ouvrage. Cette difcution
eût été plus utile que tous les Statuts
de la Reine Jeane dont le quatriéme
article fuffifoit. Il eût été d'ailleurs
affez plaifant de voir une foule de
Theologiens mettre tout en œuvre
pour prouver que Job avoit la Verole, pendant que Bayle & des Medecins tels que Bartolin & vous
prétendent que ce feroit faire injure
à ce Saint Homme que de lui donner une incommodité auffi honteufe,
& qu'on devroit par refpect couvrir
fon mal d'un voile plus honnête ou
n'en point parler. Au refte, Monfieur, comme vous faites voir clairement l'énorme difference qu'il y a

entre la Lepre des Arabes ou des
Grecs & la Verole, il eſt aiſé de fixer
ſon jugement ſur la Lepre des Juifs.
Mais je ne penſe pas que cette difference vienne en partie de ce que
la Lepre n'eſt ordinairement point
contagieuſe , comme vous le dites (a) ; la deſcription que l'élegant
Aretée fait de l'Elephantiaſis, & principalement les Loix ſeveres de
Moïſe, me perſuadent le contraire.

Pour ce qui regarde la fameuſe &
inutile queſtion de l'origine de la
Verole, vous l'avez ſans doute déci-
dée & aprofondie dans les 100. pages
in 4°. que vous lui avez conſacrées.
Il faut neceſſairement conclure
de tous les faits que vous rapportez,
qu'elle n'a commencé à paroître en
Europe qu'au ſiége de Naples. C'eſt
un fait que vous avez rendu plus
clair que le jour, & il n'eſt rien de
plus judicieux que la reflexion que
vous faites après Mr. le Clerc (b),

<hr>

(a) P. 11.   (b) Hiſt. de la Med, de le Clerc.

qui eſt que quand même il eût été
poſſible que les anciens Medecins
qui ont décrit les moindres maladies avec une exactitude ſi ſcrupu-
leuſe, euſſent négligé de faire mention du mal Venerien, du moins les
Poëtes ne l'auroient pas oublié. Un
fond auſſi inépuiſable de ſatyre & de
raillerie pour nos Poëtes modernes,
eût-il échapé à un Bocace, à un
Petrone, à un Juvenal ? &c.

J'ai l'honneur d'être,

MONSIEUR,

Votre très-humble
& très-obéiſſant
Serviteur,
DE LA METTRIE.

TABLE.

FIN.